杉原保史
yasushi sugihara

プロカウンセラーの 薬だけにたよらず うつを乗り越える方法

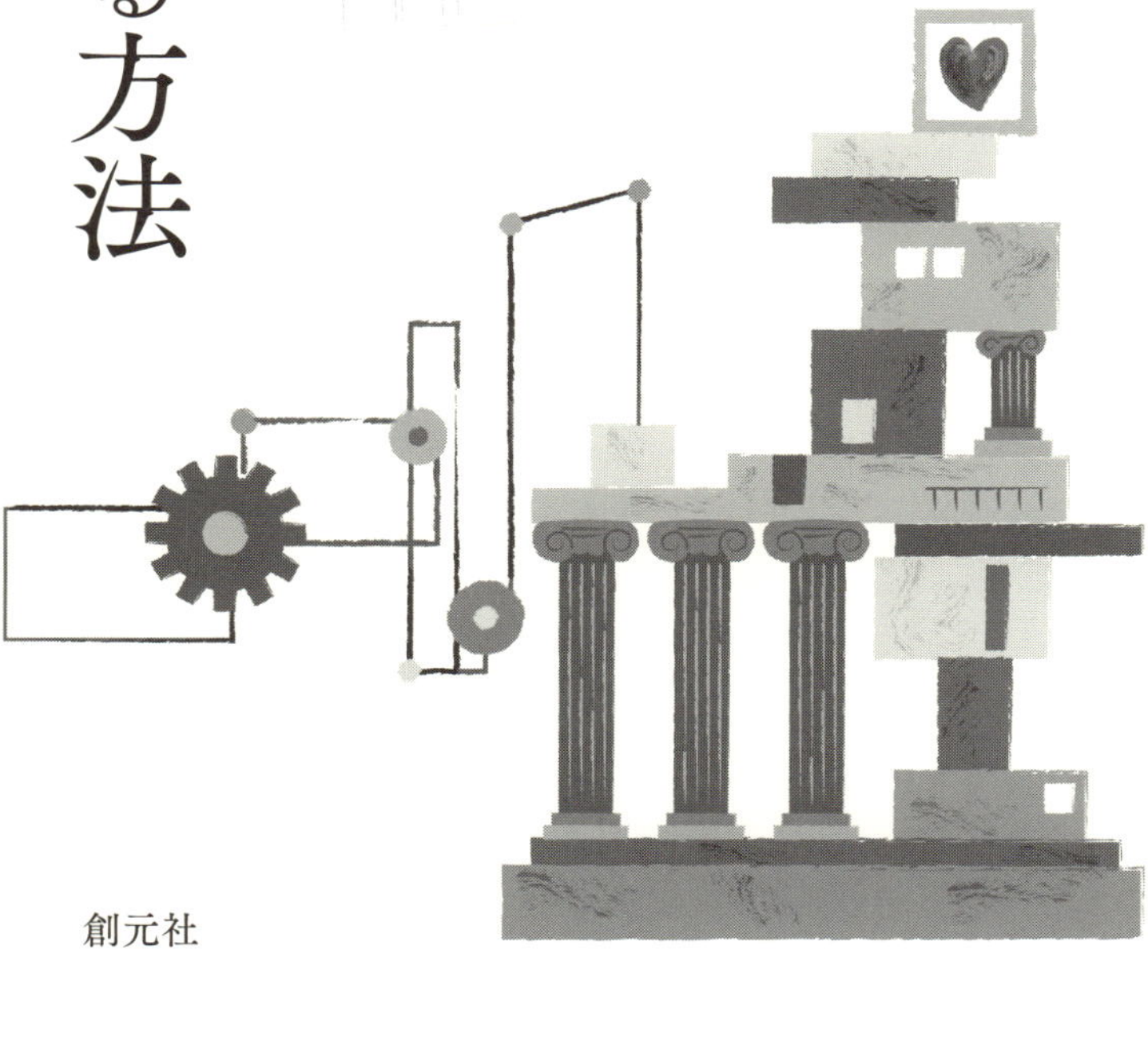

創元社

はじめに

　この本を手に取ったあなたは、おそらく今、うつに沈んでいるということなのでしょう。うつに沈みながらも、こうしてこの本を手に取っていただいたのだとしたら、その行為に敬意を表したいです。苦しみの闇の中で、何とか光を見出そうとするその行為は尊いものだと感じます。胸がじんと熱くなる思いがします。

　本書は、心理カウンセラーである私が、自らもうつに悩まされる生活の中で試みて役に立ったことや、うつに悩んでいる人たちにカウンセリングを行う中で伝えていることを、あらためてまとめたものです。

「うつを乗り越える方法」と銘打ってはいますが、うつを克服するというような勇ましい話ではなく、実のところ、「うつとだましだましつきあう方法」とか「うつと共に穏やかに暮らす方法」とかいった方がふさわしいような内容です。本書は、うつを抱えながらも何とか最低限の生活上のことはできる、中程度ぐらいから軽度のうつの方に向けて書かれています。ひどく憂うつで布団から出るのもやっというような重いうつ状態の方には、もう少し回復してから読んでいただければと思います。

現代は憂うつな時代です。メディアでは、毎日のようにさまざまな形でうつが取り上げられています。うつを訴えて医療にかかっている人は、今では一〇〇万人以上にのぼるそうです。医療にかかっていない人も含めれば、数一〇〇万人もがつらいうつを経験していると推測されています。大人が一〇人いれば、そのうちの一人は、現在うつを経験しているか、うつを経験したことがあると言ってもいいほどの状況です。

このような現状を踏まえると、うつと上手につきあうスキルは、もはや特別な病の養生法などではなく、誰もが身につけておくべき基本的なサバイバル・スキルだと言ってもよいかもしれません。

うつはつらく苦しい心の状態です。希望を失い、死にたい気分に襲われます。うつを抱えて生きるのは、まさに地獄です。それでも、人はうつを抱えてもなお生きていこうと、とことんあがくものです。表面的にはそう見えない場合でも、水面下では必死にあがいているのです。うつの苦しさは、生きようとするエネルギーの表現でもあるのです。

本書を通して、読者が、うつの中にあるこうした生命のエネルギーに気づき、そのエネルギーを大事に養い育て、意図的に有効に活用できるようサポートできればと願っています。

うつを理解し、うつと親しみ、うつを探究しましょう。そうすれば、今は苦しくてたまらないうつも、大切な友として抱きしめたくなる日さえ来るかもしれません。

人生のつらい時期を何とか無事に通り抜けていくための支えのひとつとして、本書が少しでも役立てば、著者としてそれに優る幸せはありません。

令和元年十月十五日

杉原保史

CONTENTS

造本…上野かおる　東 浩美
装画・イラスト…山崎正人
編集…林 聡子

この本の使い方

ただ漫然と読むよりも、項目ごとに読後感をチェックしながら読む方が、内容がしっかり頭に入るものです。それぞれの項目には最後にチェック欄があるので、読後の感想を、よく納得できる→○、腑に落ちないところがある→△、自分には当てはまらないと思う→×にチェックしてみましょう。2回分のチェック欄がありますので、もう一度読んでみて何か違いがあるか調べてみれば面白いでしょう。誰かと本書をシェアして、違いが見つかるか調べてみるのも楽しいかもしれません。

step 1

悩んでいるのは自分だけじゃない

〝うつは特別な人が患うもの〟と思っていませんか？　実は、うつは誰でもなる可能性がある、とても身近なものです。かく言う私も、うつに悩んだ一人です。ご参考までに、私のうつ体験をご紹介します。

私のうつ体験

カウンセラーも、うつになることはあります。私自身のうつ体験について、少しお話ししてみましょう。私は、病気らしい病気もなく、がむしゃらに努力して生きてきましたが、五一歳のときに思いがけなく大きな病気（脳腫瘍（のうしゅよう））を経験しました。幸いにも手術を受けてほぼ元通り元気にはなりましたが、折に触れて衰えを感じることが増えました。そして、自分は健康で強く元気な自分を喪失してしまったという思いに捕らわれ、人生の最善の日々は過ぎてしまい、永遠に戻ってこないという思いが湧き、悲しみに沈むようになりました。

五三歳の時点で、お世話になっていた所属部局の長が定年退職となり、私自身がそのポジションに就きました。私としては人生において想定しうる、最も高いポジションで、その責任をとても重く感じました。会議での議長の役割や、組織運営の会議への出席など、不慣れな管理的な仕事が急激に増えました。

ちょうどその頃、いくつかの著作を世に出したこともあり、講演依頼や研修依頼も激増しました。これらの変化は、世間的に見れば昇進であり、出世であり、成功なのでしょうが、私は少しも嬉しさを感じられませんでした。その頃からとても疲れを感じやすくなり、何ごとにもやる気が出なくなりました。

朝が来てもすっきりせず、だるく、重く、暗い気持ちです。疲れた身体のままで、また新しい一日を始めなければならないことを呪い、心の中で「俺の昨日はまだ終わっていない！」と叫ぶ日々が続きました。

そんな生活の中で、気力、知力、体力がさらに衰えていくのを感じ、とても不安になりました。記憶力が低下し、人の名前が憶えらず、簡単な漢字が出てきません。自分は認知症になりつつあるのでは、と考えて怯えました。いつまで自分はこの立場で多忙な仕事を務め続けられるのか、不安でたまらなくなりました。

仕事のパフォーマンスが低下していると感じ、「今は周りに迷惑をかけながら何とかやっているが、体裁を保っているだけだ。いつ破綻するか分からないぞ」という思いに捕らわれます。「そんなに気負っていろいろ背負わなくていい、気楽にやればいい」と自分に言い聞かせても、どうしても気負ってしまい、あせりと不安が募ります。ひどい肩こり、軽い頭痛やめまいにも悩まされました。

大病院の脳外科や内科で症状を訴えましたが、どの医師の回答も「どこも悪くない」でした。それでもつらさは続き、漢方、鍼、アロママッサージ、エンダモロジーなど、代替療法によるケアを受けるようになりました。


あるとき、男性更年期外来を受診すると、男性ホルモン（テストステロン）が極端に低下していると分かりました。男性更年期障害とかLOH症候群と呼ばれる状態で、うつ病と区別がつきにくいと言われています。どちらも、テストステロンが低下するのです。テストステロンの低下でも、抑うつ感、疲労感、不安感、筋肉痛、記憶力の低下などが起き、その症状はうつ病とかなり重なります。

男性更年期外来ではホルモン補充療法を試すことになりましたが、経過を診た医師はうつ病の方を疑い、積極的にこの療法を勧めないとのことで、一カ月余りで中止になりました。そういうわけで、精神科を受診した方がいいのかなとは思うのですが、そう思いながらも結局は受診することなく今日に至っています。

私の場合、多忙な状況の中で、主観的評価はともかく、目に見える大きな過失もなく何とかやれているので、うつと言っても重症のものではありません。しかし私の主観的な体験としては、これらの日々がかつてなかったほどの憂うつな日々であったことは確かです。

現在は、最もしんどかった時期よりは改善されてきていますが、まだまだ本調子だとは感じていません。もしかすると、本調子はありえない幻想で、今の状態がありのままの自分であって、その意味でこれこそが今の本調子なのかもしれません。**本調子だと思い描いているものを目指して努力すべきなのか、現状を受け容れていくべきなのか、計りかねています。これは本当に難しい問題です。**

「神よ、変えることのできるものについて、それを変えるだけの勇気を与えたまえ。変えることのできないものについては、それを受け容れるだけの冷静さを与えたまえ。そして、変えることのできるものと、変えることのできないものとを識別する知恵を与えたまえ」。有名なニーバーの祈りを唱える日々です。

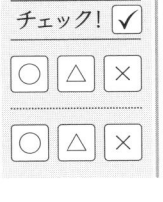

point

誰もがある日突然、うつになるかもしれない。

チェック! ✓

○ △ ×

○ △ ×

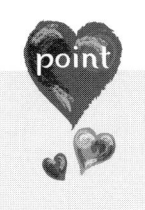

人生の下り坂におけるうつ

何が私を憂うつにさせているのだろうかと考えてみたとき、最も大きな要素は、老いの自覚にあると思います。老いとは若さの喪失です。具体的には、若さを特徴づけるさまざまな性質の喪失です。

たとえば体力、学習能力、記憶力、若々しい容姿、未来の可能性などです。もちろんすべてを一気に失うわけではありませんが、徐々に失っていく過程に入るということです。

ですから、老いの自覚は喪失体験の一種なのです。

外見的に、私はよく若く見られます。実は、性格的な面でも、私は年齢相応の成熟を遂げていません。ユング心理学の分析家が、「永遠の少年」と呼ぶようなタイプだと自己診断しています。

どこか大人になりきれていないのです。一応は無理をして何とか大人を演じている（つもりです）けれども、中核的な自己の部分はいつまでも子どものままなのです。

こう言うと、若々しくていいように聞こえるかもしれません。確かにすべて悪いわけではありません。けれどもやはりこれはバランスの悪い性格であって、偏った発達なのです。本人的にも苦しいものです。

永遠の少年にとって、老いの兆候はとても受け容れられるものではなく、恐怖

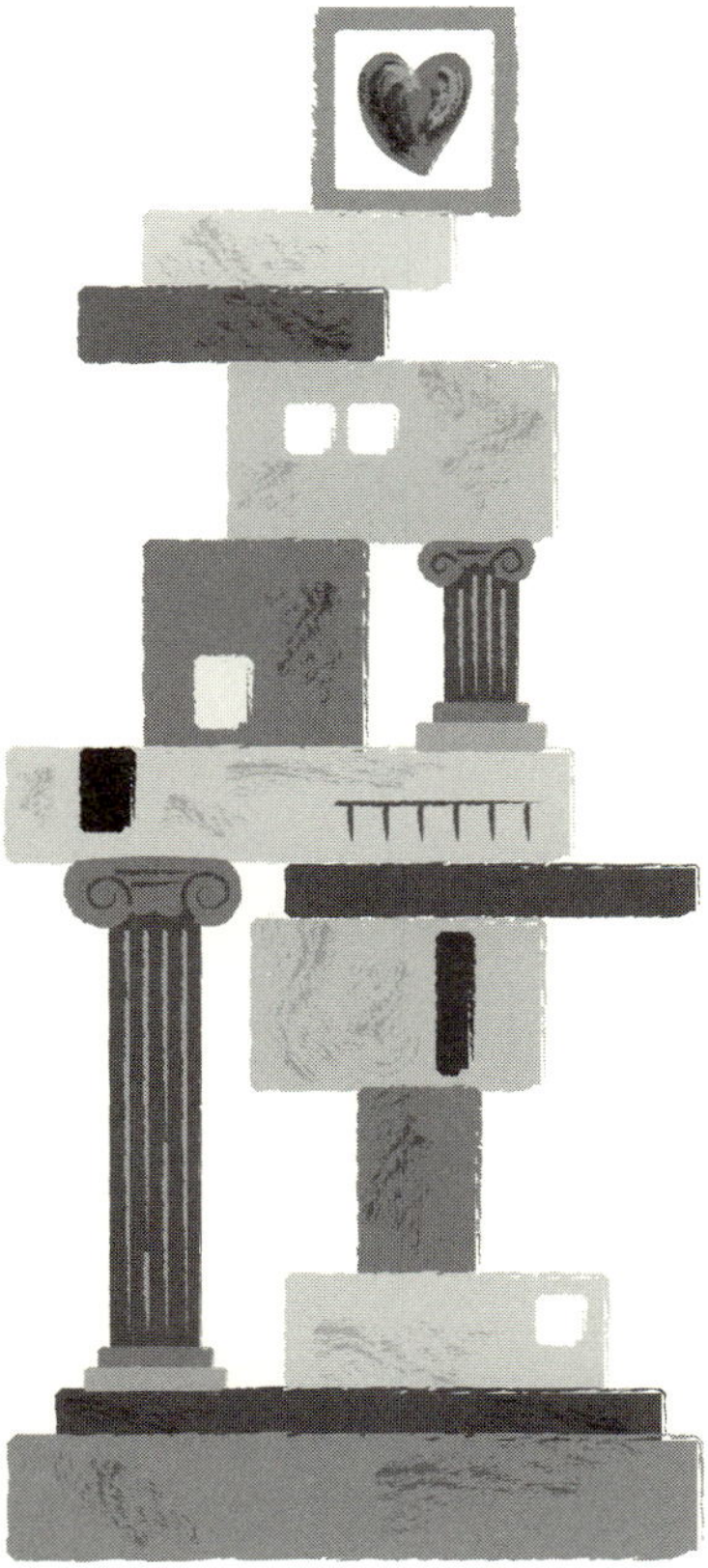

の対象となります。

顔にシミができる、体力が落ちる、記憶力が低下するなどなどの老化の兆候が、不安と憂うつを引き起こします。

もちろん頭では、誰も老いを逃れられないし、老いを受け容れることが人格の成熟につながるのだと理解はしています。けれども、そう単純に気持ちはついていきません。

暗く、悲しい気持ちになってしまいます。老いていく苦しみを味わい続けて生きていくくらいなら、いっそ今の時点で死んでしまった方がましだという考えさえ湧いてきます。

そうした思いをかき消そうと、私は、ジョギングをしたり、水泳をしたり、ダンベル体操をしたり、スマホアプリでの漢字練習や数独をやってみたりといった老化防止、ボケ防止の活動に駆り立てられるように取り組み始めました（今も取り組んでいます）。

こうした老化防止、ボケ防止の活動自体がよくないというわけではありません。

老いや死を避けようと力み、あせって、そうした活動に取り組むことがよくない

のです。

今の自分の老いのありようをそのままに受け容れ、それを自覚しながらであれば、ジョギングをすること自体は何も悪いことではありません。というよりもむしろ望ましいことだと思います。けれども、なかなかそんなふうにはできないものですよね。

「老いや死は避けられないものであり、避けようと努力すれば、よけいな苦悩が生じるだけ。じたばたすればするほど苦しくなる。その苦しみは、老いや死そのものがもたらす自然の苦しみではなく、自分がわざわざ作り出した、よけいな苦しみである」

そう頭では理解しているものの、どうしても反射的に避けようと力んでしまうのです。

point

自分の老いをありのままに受け容れ、自覚する。

チェック！ ✓

○ △ ×

○ △ ×

夢は無意識からのメッセージ

自分の心は自分にしか分からないとも言えますが、自分で分かっている部分など実はごくわずかで、心の大半は自分でもよく分からないものです。それは心理カウンセラーであってもそうです。

自分の心を深く探究し、それまで気づいていなかった自分の心に気づき、自己理解を深めることは、しばしばうつを抱える力を強めます。そのために、夢のメッセージが役に立ちます。

うつに陥っている時期、私は毎晩のように悪夢を見ました（今でもときどき見ます）。嫌な汗をじっとりとかいて恐怖のうちに目覚めるような夢や、そうでなくても、とても苦しい夢です。

たとえば、次のような夢です。

●急な上り坂を目的地に向かって車で走っている。すごい急坂で、車が思うように登れない。ギアをセカンド（ゆっくりだが力強い走りを得るためのギア）に入れるが、それでも登れない。

●学生時代の指導教員の一人から「どうしてこんなにつまらない論文ばかり書いてるんだ！」と叱責される。

●道路を歩いていたら、曲がり角で、拳銃を持ち、殺気立っている男と鉢合わせする。どうしていいか分からず、立ちすくんでしまう。

これらの夢には、いつまでも若い頃と同じようにやろうとして無理をしており、思うようにならないで焦っている気分が表れているようです。自己非難が強く、激しい怒りを自分に向けているようでもあります。

深層心理学では、夢には無意識からのメッセージが表れていると考えます。無意識は、まず私に、こうした自分の状態に気づかせようとしているのだと思います。その上で、そこに表れている問題にしっかり取り組むように求めているのでしょう。

うつを抱えている時期には、多くの夢はそんなふうに恐くて、苦しい夢でした。けれども、そんな夢を見ていた時期にも、もっと穏やかな夢を見たこともありました。

それはとても印象的な夢で、その光景は今でもよく覚えています。

●見たこともないような美しいエメラルドグリーンの海の波打ち際に立っている。浜辺には人影はなく、とても静かである。

右手の小高い丘の上に仙人のような老人がいるのに気づく。私は右手にネズミの死体を持っている。仙人はそれを手放して海に棄てるように無言で伝えてくる。私は仙人のメッセージに素直に従い、ネズミの死体を海に棄てる。

すると、浜辺に鳳凰(ほうおう)のような驚くほど綺麗な大きな羽根を持ったつがいの鳥が降り立つ。

すべてが美しく、穏やかで、時間が止まったように感じられる。

この夢では、私の無意識の智慧の源泉は、仙人の姿を取って現れています。無意識の智慧は私に、もはや過去のものとなった何かを手放すよう促します。私がそれに素直に従うと、美しいつがいの鳥が現れます。美しく穏やかで時間の止まったような世界。

それはまるで臨死体験をした人が、しばしば伝えている死後の世界のようでもあります。

無意識の智慧が私に伝えているのは、過去のものにしがみつかず、手放すことで、穏やかな世界に入ることができるという教えでしょう。

夢の中では私は素直にそうしているのですが、現実にはなかなかそうはできないでいます。でも、夢の中でできたことなら、いずれ現実にもできるのだと思います。

point

夢は、自分の状態を気づかせようとしている。

チェック! ✓

○ △ ×

○ △ ×

column

音楽は感情に作用する

音楽は、感情ととても深い繋がりがあります。よく音楽は言葉の壁を越えると言いますが、それは音楽が言葉とは違う道筋で、直接、感情に訴えるものだからです。そのことを反映して、心理カウンセリングの領域には「音楽療法」という専門分野が存在しています。

音楽療法にもいろいろあって、大きく分けると「能動的音楽療法」と「受動的音楽療法」とに分類されます。いずれにせよ、音楽によって気分や感情の状態の変化を目指します。

能動的音楽療法➡歌ったり、楽器を演奏したり、音楽に合わせて踊ったり、身体を動かしたりなど、能動的に音楽を作っていく活動を中心にしたもの。

受動的音楽療法➡音楽を聴くことを中心にしたもの。

うつの状態では、聴く方から入るのがいいでしょう。本当にしんどいときには、音楽を聴くのも疲れるので、無理せず、ゆっくり休むことが必要です。

少し元気が出てきたら、気分に合った音楽を聴いてみましょう。憂うつな気分のときに、ロックや、アップテンポの曲などは疲れるだけです。穏やかで優しい音楽でもいいですし、暗く陰鬱な音楽でもいいです。

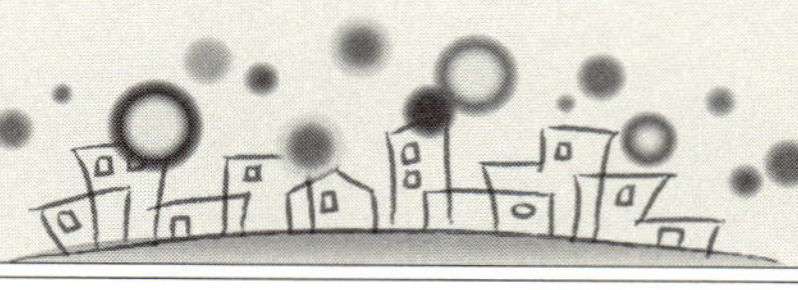

step 2

うつは社会的要因に左右される

うつに沈んでいるときに、自分の置かれた状況を見つめ直してみることも大切です。うつになったからといって、自分に問題があるとは限りません。

今どきのうつや、社会的要因が関係するうつについて知っておきましょう。

生活環境と心は深く関わっている

社会全体の経済活動が停滞し、不況になると、うつを抱える人が増えます。そうした大きなレベルの社会のありようと、個人の心の状態とは、実は深いところで強く結びついています。うつを個人の問題としてのみ捉えるなら、それは間違いではないにせよ、視野の狭い、偏った見方だと言えるでしょう。

うつとも関わり深い問題に自殺があり、日本の自殺者数は一九九〇年代の後半に急激に上昇しました。そのとき、とりわけ増えたのが中年男性の自殺です。さまざまな角度からの分析で、自殺増加の背景要因として景気の悪化が指摘されています。実際、完全失業率と自殺率の推移を示すグラフは、ほぼ一致します。

とはいえ、うつ状態に陥る人を減らすために、景気の回復が必要だというわけではありません。そこに因果的な結びつきはないのです。ただ、現代のわれわれの社会が経済に高い価値を置く社会であるため、両者は明確に連動するのです。

雇用のあり方もまた、うつと関係しています。終身雇用のポストは徐々に縮小し、期限付きで非正規の雇用が増加しました。仕事は生涯をかけて取り組む大きな構造を持たなくなり、目の前の数年間をしのぐプロジェクトに切り売りされるようになりました。企業などの組織は、そこに所属する被雇用者のアイデンティティの重要な構成要素ではなくなり、単に雇用契約の相手方となりました。

仕事は、人生の長い期間にわたるひとつの統合されたものではなくなり、時間的にも空間的にも細切れのものとなったのです。そして、それを統合し、ひとつの大きな物語として紡ぐのは、個人的な課題となりました。ここでつまずくと、人は働くことの意味を見失い、ただお金のために働いている感覚に陥ってしまいます。そうした感覚を抱いて働くことが長く続けば、憂うつになっても不思議ではありません。むしろ憂うつになるのが人間的だとさえ言える気がします。

現代の日本の社会は、過去のどの時代と比べても豊かです。私たちは高度な機器に囲まれ、便利で快適な生活をしています。快適に長距離を高速で移動し、瞬時に世界中と情報をやり取りしています。冬の寒さの中で暖かさを、夏の暑さの中で涼しさを作り出すことができます。にもかかわらず、私たちは決してそれに見合う幸せを体験しているわけではありません。

これだけ豊かな社会にあっても、私たちはもっともっとと求め続けています。この社会には貪欲という魔物が取り憑いているようで、これではうつになる人が増えても仕方ないと思えます。

また、うつを抱えている人は、職場、家族関係、友人関係、近所づきあいなど、生活環境にさまざまな不条理な問題を経験していることが多いです。話を聞いてくれる相手がいる場合、うつ状態の人は、しばしばそうした不条理な問題を延々と訴えます。

うつは個人の心の問題として捉えられがちですが、心は個人の中に閉じられたものではありません。心は常に生活環境と響き合っています。いじめられたり、ハラスメントを受けたり、災害に遭ったり、犯罪の犠牲者になったり、裏切られたりなど、生活環境における問題がうつを引き起こすこともよくあります。

生活環境に明確な問題が見て取れない場合でも、うつには通常、生活環境が重要な影響を及ぼします。不慣れな仕事、多すぎる仕事、不条理に負わされた責任、

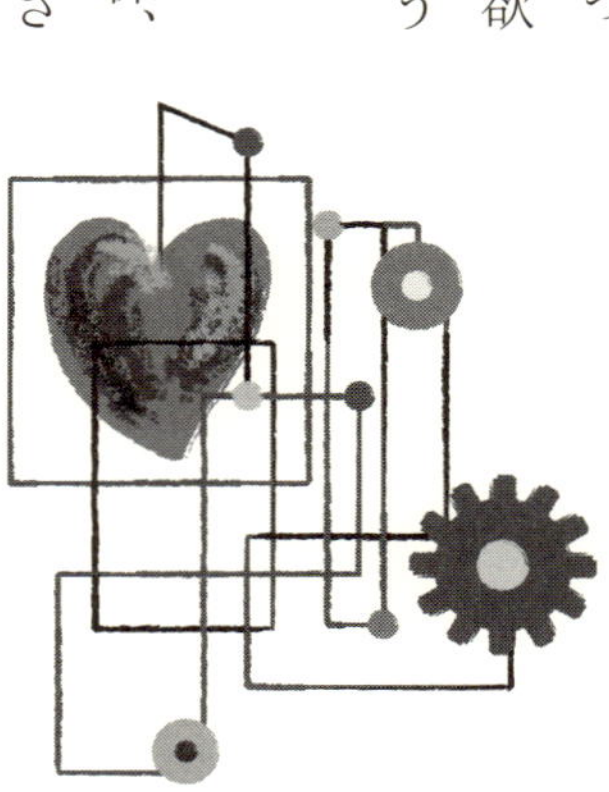

不当に下げられる給料、不平等な賃金体系、手狭な住居、夫婦関係のきしみ、子どもの問題行動、親の介護……。うつの発症に先立って、こうした環境的条件が新たに生じていたり、いくつも重なってきたりしていることが多いものです。

しかし生活環境の問題があっても、うまくかわして共存している人もいます。ですから、うつは生活環境だけの問題ではないのですが、単に個人の問題に過ぎないとも言えません。**個人に変わることを求め、環境の問題を放置するのは、負担を個人に押しつけすぎである上、社会的にもよいことではありません。**

生活環境を変えることは難しいし、時間もかかります。それでも、何らかの取り組みはできます。一緒に考える仲間を見つけたり、話し合いの機会を作ったり、今の生活環境と距離を取ったり、行政に相談したり。しんどさを嘆くことから、しんどい問題に何らかの対処行動を起こすことへと移行するのです。

point

自分の周りの社会環境を、冷静に見つめ直してみる。

チェック！ ✓

○ △ ×

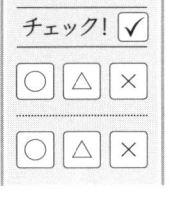

○ △ ×

老いやジェンダーをめぐる現代の状況

老いやジェンダー（性別役割）をめぐる現代の状況は、うつを考える上で重要ですので、少し触れておきたいと思います。この話題は、うつは単に個人的な現象ではなく、社会的な要因にも大きく左右されることを示す一例でもあります。

現代は、人類史上、かつてないほどに若さに価値を置いた時代です。というのも、現代は急激な「変化の時代」だからです。青年になった孫が祖父母の考えを古くさいと否定するようになったのは、ここ百年ほどのことです。それが現代では、子どもが「お父さんお母さんの時代とは違う」と言うようになりました。変化のスピードは、さらに加速しています。親の世代は、めまぐるしい時代の変化についていくのに必死です。祖父母の世代は、もうついていけなくて当たり前です。社会は、以前よりも若い世代が支え、リードするようになったのです。

老いることが否定的に見られる一方で、平均寿命は延び、壮年期・老年期は長くなりました。老いをじわじわと実感しながら、それに逆らうよう期待される数一〇年が人生に与えられるようになったのです。

もちろん、こうした時代に適応し、長くなった壮年期・老年期を楽しんで生きている人もたくさんいます。しかし私のように、若さを喪失し、衰えゆくのを感じながら生きる長い年月を重苦しく、恐ろしく感じる人たちも出てきます。

また、心理的な問題にはあきらかにジェンダーが絡んでいます。うつで受診する人は女性の方が男性よりも多く、約一・六倍です。ところが、うつとも関連が深い自殺率は、男性の方がずっと高く、女性の二倍以上なのです。これらのデータから、男性は苦しくても一人で抱えて限界まで耐えてしまい、支援を求めない傾向が窺えます。

うつに限らず、感情とのつきあい方には男女で違いがあると言われています。一般に、男性は女性よりも感情表現を抑えがちで、表現を促されても抵抗を示しがちです。とりわけ淋しさ、悲しさ、苦しさといった弱い感情を表現したがりません。甘えを表現したり愛情を表現したがらない男性も多いです。ただ、感情の中でも怒りだけは、男性の方が強く表現することが多いと言われています。

総じて言えば、男性は、強く独立的であるよう駆り立てられているのです。多くの男性にとって、弱さを見せたり人に依存したりするのは、男らしさを揺るがす脅威と感じられ、不安をかき立てられるのです。男性が暴力を振るったり暴力的に怒りを表現したりすることが多いのも、そうした振る舞いが強さや男らしさの感覚を与えてくれるからだと思います。相手を傷つけたいというより、自分が強く男らしいと感じて安心したいという欲求が大きいと思えることもしばしばです。暴力は、最も安易に強さの感覚を手に入れるための方法なのです。

男らしさは、非常に厄介なものです。男らしさが傷つく体験を避けようとすることから、弱音を吐かない、グチを言わない、感情を表さない、助けを求めない、親密な関係を積極的に深めない、といったことが起きます。結果的に、悩みを隠して一人で耐えることになります。当然ながら、これらの状況は、うつを深刻化させるように働きます。

男性の多くは、このことを潜在的に重荷に感じているはずです。少なくとも私はそうです。まさに「男はつらいよ」です。これは、単に個人的な問題ではなく、きわめて社会的・文化的な問題でもあります。

加えて失業は、男性にとって自尊心のダメージになります。ダメージの程度は、女性の場合よりも激しくなりがちです。それだけ「男は強くなければばならない」といった考えが、未だにこの社会においては根強いのです。そのことをよく認識しておくことが大切です。

男性が弱い感情の表現を避けるとき、それをまるでまったくの個人的な問題であるかのように扱うのは間違いです。もちろん個人的な問題という面もあるでしょうが、個人だけに負わせるには重すぎます。それが社会全体の問題であることをしっかり理解しておきましょう。

自分のうつを理解する上で、時代の特徴に思いを巡らせ、その中に位置づけることが役に立つでしょう。**単に個人的な問題ではなく、時代的な問題でもあると理解することによって、うつの理解はより多面的になり深まります。**

point

うつは単に個人的な問題ではなく、時代的な問題でもある。

チェック！ ✓

○ △ ×

○ △ ×

ちょっと変わったうつ――新型うつと仮面うつ

ここ一〇数年、メンタルヘルスの専門家の間では、若い世代を中心に新しいタイプのうつが流行しているという認識が広がっています。

従来型のうつ病は、まじめで頑張り屋で、責任感が強い人が、無理に無理を重ねた挙げ句にポキリと折れるように急にひどく元気がなくなり、何もできなくなってしまうというパターンを特徴としています。

対して新型うつ病は、元気がなく憂うつ気分がある点では従来型のうつ病と同様ですが、「無理に無理を重ねて」という印象が薄い点が違っています。自ら進んで受診し、診断書をもらってきて「うつ病なので休みます」と言ってくるようなタイプです。仕事を休んでいる間、旅行に行ったり、ネットゲームにはまったりと、活動的です。自分を責める言動はあまり聞かれず、場合によっては会社や家族を責める姿勢を見せることもあります。こうした新しいタイプのうつが登場した背景には、時代にともなう社会状況の変化があると思います。

若い世代は、年長世代よりもずっと、個人を尊重する時代を生きてきています。ですから、憂うつで不調を感じると、あっさりと休みますと伝えてくるのです。自分を大事にして権利主張をすることは、決して悪いことではありません。自分を大事にできるからこそ、新型うつは従来型のうつよりも重症化しにくいのです。しかし逆に、新型うつはなかなか改善せず、だらだらと続くことが多いです。彼らには周囲からの理解と、効果的な支援が必要なのですが、それがなかなか得られないからだと私は思います。

若い世代は、豊かだけれども低成長の時代に生きています。未来に希望を抱くことが難しい時代に生きているのです。元気が出ないのが当たり前ですし、頑張っていいことがあるという気持ちが単純に引き出されにくいのも当然です。

新型うつの若者は、確かに元気そうではないにせよ、内面のつらさを素直に表現せず、表面的には軽くあっさりした印象を与えるように振る舞いがちです。この外見がくせ者です。

仮面うつ病と呼ばれるうつもあります。うつは心理的な状態を指す言葉ですが、うつ症状の大部分は身体的なものです。抑うつ感は、単に心理的な体験というより、身体が重い、だるい、疲れた、頭が重いなどの身体感覚として体験されることが多いです。そもそも抑うつに限らず、感情は身体で感じられるものです。特に強い感情は身体的な体験を伴います。

中には、身体症状のみが体験され、心理症状はあまり感じないという人もいます。そういう人は自分をうつだとは思っていないので、内科を受診して、疲労感、食欲不振などの身体症状だけを訴えます。憂うつや元気が出ないといった主観的な症状をほとんど訴えないので、お医者さんにもうつとは分かりにくいのです。

こうしたうつが、しばしば仮面うつ病と呼ばれているものです。仮面をかぶっていて素顔が見えにくいうつ病という意味です。お医者さんも、本人の訴えから身体的な病気だと考えて治療を始めるのですが、なかなか改善しません。そして、うつ病としての治療に切り替えることでようやく改善するのです。

仮面うつ病は、憂うつ感なきうつ病です。自分の心の中で起きていることに、あまり注意が払われず、自分の心なのに、気づきを持って体験されていないのです。それが習慣的になり、普通の心のありようになってしまっている人もいます。

体験に気づいていないことは、体験がないことではありません。憂うつ感が明確に体験されず、憂うつ感を訴えないからといって、憂うつ感がないとは限らないのです。こうした場合、まずは憂うつ感に注意を向け、感じることが必要です。憂うつを感じないでさまざまな身体症状に苦しめられている人が、憂うつを感じられるようになると、どこかほっとするものです。

単に自分の感じていることに注意を向ける学習をしてこなかった場合もあります。親などが子どもの内面の体験に関心を持ち、「楽しいね」「つらいね」といった言葉かけでその子の感じていることに注意を向けるよう促すことが希薄であれば、その子は自分の内面を明瞭に感じ取るスキルを発達させにくくなります。幸いなことに、このスキルは、大人になってからでも育てられます。

もちろん、仮面はそう簡単にはずせるものではありません。その人にとって仮面は必要で、役に立っていたのです。はずしても大丈夫なんだと思えるような状況が、まず必要です。

point

若い世代に特徴的なうつや、心理症状を感じないうつがある。

チェック! ✓

○ △ ×

○ △ ×

リワークは計画的に少しずつ

重いうつ状態に陥ってしまった場合、通常の社会生活からいったん離脱し、休養することが必要になるでしょう。ですから、そこからの回復過程においては、通常の社会生活にどのように復帰するかという問題が重要なテーマになることが多いです。

うつからの回復は、通常、調子のよいときと悪いときが波を描きながら徐々に元気になっていく過程です。どのタイミングで復帰するにせよ、いきなり通常の社会生活に戻るのは無理というものです。まだエンジンを調整中の車が、いきなり高速道路に入り込むなら、怖い思いをすることになってしまうでしょう。周りの車がスローダウンしてこちらに合わせてくれればいいのですが、そんなふうにはいきません。通常は、それほど危なくない道路で、危なくない距離を少し走ってみて、その都度、様子を見て調整を重ねていく工夫が必要でしょう。

リワークとか復職支援とか呼ばれているものがそれに当たります。リワークを専門とする援助機関もありますし、病院などに附属するリワーク施設もあります。復職する人が段階的に職場復帰することができるよう、リワーク・プログラムを作成する相談に乗ってくれる職場もあるでしょう。
こうした支援とともに、自分なりに個人的なリワーク・プログラムを工夫することも有効です。だいぶん回復してきたなと思ったら、少しずつ外出してみるとか、通勤に使う駅まで行ってみる、電車に一駅だけ乗ってみる、職場の近くの喫茶店に行ってみる、自宅で少し仕事をしてみる、などです。

専門的なリワーク施設を利用するにせよ、職場のリワーク・プログラムを利用

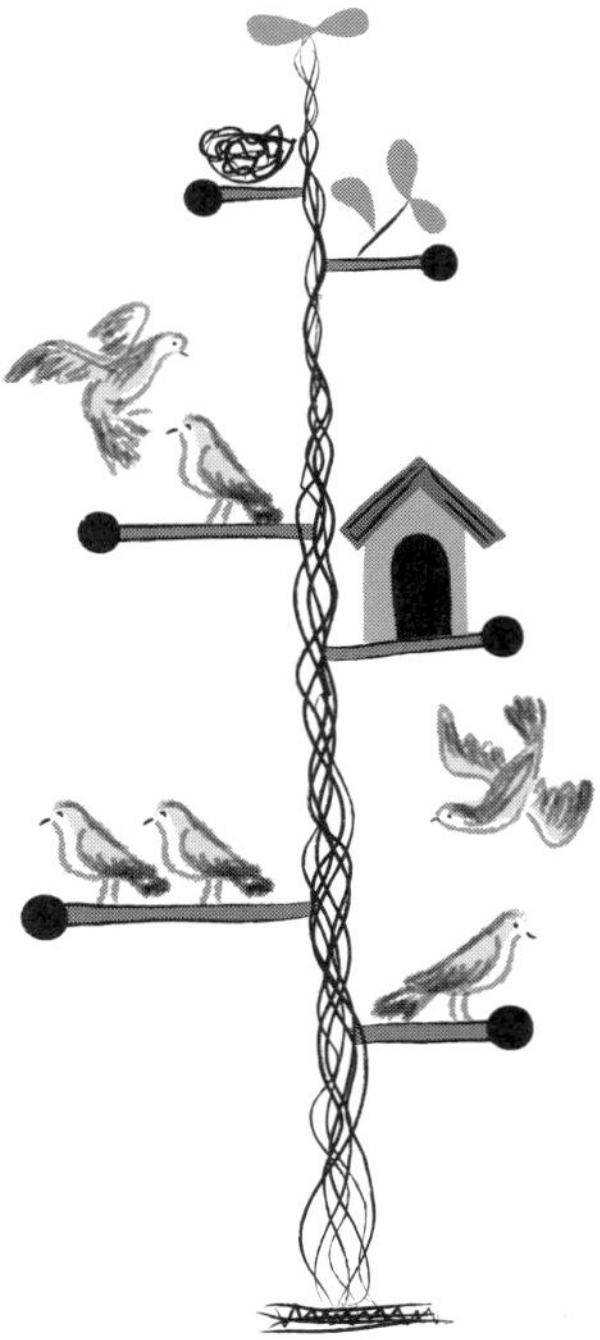

するにせよ、個人的にリワークを行うにせよ、計画的に少しずつ、段階を追ってハードルを上げていくことが重要です。一気にハードルを上げたり、いきなり時間を延ばしたり、同時に多くの挑戦をしたりするのは禁物です。あせらず、少しずつ、ひとつずつ挑戦します。

そして、一つひとつの課題への取り組みにおいて「もうこの課題は十分大丈夫だ」という自信が持てるまでは、ハードルを上げないようにします。次から次へと矢継ぎ早に挑戦していくのではなく、大丈夫と思えるようになるまでは、ハードルを上げずに同じ課題に取り組み続けましょう。

もし同じ課題に取り組み続けていても「ぜんぜん前に進まない」とイライラしてくるようなら、ハードルを下げることを検討してください。あなたは高すぎるハードルに挑戦しているのかもしれません。

高すぎるハードルに挑戦し続け、うまくいかない感覚を味わい続けて、よけいにうつをこじらせてしまっている人をしばしば見かけます。今掲げている目標と今すでに十分にできていることの間に、いくつかの中間的な目標を立てるのです。時間を短くするとか、その課題に含まれるある要素だけに取り組むとかの仕方で目標を小さく砕きます。

たとえば、「みんなの雑談の輪の中に入ってお話しする」という目標に取り組んでいて、なかなか達成できない場合には、「みんなの雑談の輪の近くで、ただ一〇分間リラックスする」「みんなの雑談の輪の近くで、聞こえてくる話に耳を傾けながら一〇分間リラックスする」「みんなの雑談の輪の中で、ただ一〇分間リラックスする」などといった中間目標を立てることが役に立つでしょう。

小さな目標を一つひとつ達成していきながら、その達成を喜びましょう。うつを抱えている人の多くが、「こんなちっぽけな達成なんて、褒められるようなことではない……」などと考え、達成の喜びを自分に許しません。こうした非許容的な態度をあらため、小さな達成をその都度その都度、じっくり味わうよう練習をしましょう。

point

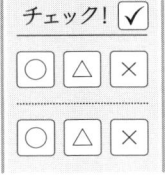

リワークへの取り組みは、ひとつずつ達成していくのが鉄則。

チェック! ✓

○ △ ×

○ △ ×

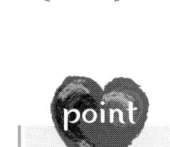

column

ファッションで心を元気に

うつに圧倒されているときには、身だしなみに気を遣うエネルギーがなくなります。本当につらいときには、それは仕方のないことです。でも、少し元気が出てきたら、服装に注意を向けてみましょう。

暗い色の服など気分に合った服装をするのもいいですが、気分を変えたいときには、服装から変えてみてはどうでしょうか。明るめの色の服を選んでみる、落ち着いた色の服でもシャープなデザインの服を選んでみるといった具合に。

ファッションは、人の心に強い影響を与えます。その力は、うつからの回復に取り入れることができるものです。あなたにとって元気が出るファッションはどんなものでしょうか？　アクセサリー類や、ベルト、めがね、カバン、時計などの装身具に凝ってみるのもいいでしょう。おしゃれは気分を盛り立ててくれます。

別に高価なものがいいとは限りません。ファッション誌に載っているような服装がいいとも限りません。あなたにとって力が湧いてくる服装とはどんな服装でしょうか？　お気に入りのファッションを手に入れて、ただ散歩するだけでも気分が変わるでしょう。どんな気分になるか、実験してみましょう。なんだか少しワクワクしてきませんか。

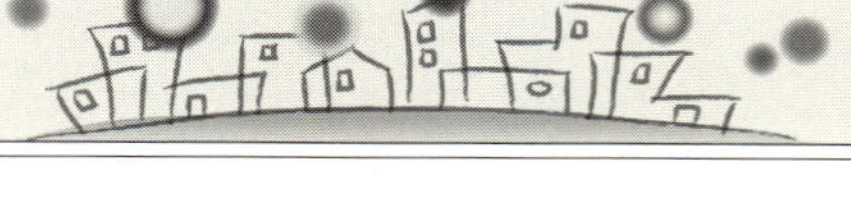

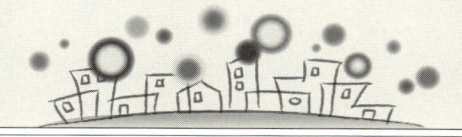

step 3

そもそも、うつって何？

〝うつ〟という言葉は、日常生活でもよく使われるようになりました。でもうつがどんな症状か、理解している人は少ないのが現状です。

個人差も大きいですが、共通するところを中心にお話しします。

どうしてこんなに苦しいのだろう？

うつになった人は、何度もこの問いを問うことでしょう。

うつには、はっきりとした理由やきっかけが見て取れる場合もあれば、そうでない場合もあります。たとえば、最愛の妻を亡くしてからうつになってしまった場合や、子どもが巣立ってからうつになってしまった場合などは、比較的分かりやすいうつだと言えるでしょう。しかしこうした場合でさえ、本人からすれば、それにしてもなぜこんなに苦しいのかが腑に落ちないことは多いと思います。

うつの理由やきっかけは分かりにくいことも多いです。第一志望の難関大学に合格してからうつになったとか、部長に昇進してからうつになったとか、素敵なパートナーと結ばれて結婚を決めてからうつになったといった場合のように、周囲から見れば喜ばしいはずの状況で、人はしばしばうつになります。「おめでとう」と祝福しても、当人は浮かない顔です。周囲からすれば、不可解に思えることでしょうが、本人にとっても不可解ということもよくあります。

さらには、生活上、目立った出来事が何もないように見える中で、うつに襲われる場合もあります。本人にしても周囲にしても、わけが分からないままにうつが生じるのです。このように、うつは本人にとっても周囲にとっても、どうにも理解できないことが多く、「なぜなのか」という問いを引き起こすのです。

人は、たとえつらく苦しい体験でも、その理由を合理的に納得できさえすれば、かなり耐えられるものです。しかし、理由が不可解であるとき、人の苦痛に耐える力はずっと弱まります。多くの人のうつの苦しさは、その理由が十分には納得できないことによって増幅されているように見えます。

それでは実のところうつは、その理由もよく分からない、無意味で苦しい症状に過ぎないのでしょうか？

そういう見方も確かにあります。うつは単に脳という高度に複雑な臓器の不調で、薬によって取り除かれるべきものだという見方がその代表です。実際、うつは不合理で不当な仕方で当人の力や希望を否定し、踏みにじるものですから、病気が生み出した症状に過ぎないという見方も成り立ちます。うつの渦中にある人は、自分はダメだ、無価値だとむやみに自分を責めています。ですから、うつはただの脳の不調で、うつがもたらす考えには意味などないと教えてあげるのは、適切なことでもあります。このように教えられて初めて、肩の荷が下りる人も多いことでしょう。

その一方で、「どうしてこんなに苦しいのだろう？」と自問し続けた末に、うつに意味を見出す人もいます。**うつに意味を見出す旅は、大変な苦しみの旅かもしれません。けれどもその苦しい旅を歩む中で、自分の人生にうつが訪れたのは必然だったのかもしれないという思いに至り、深い安堵感を得るのです。**

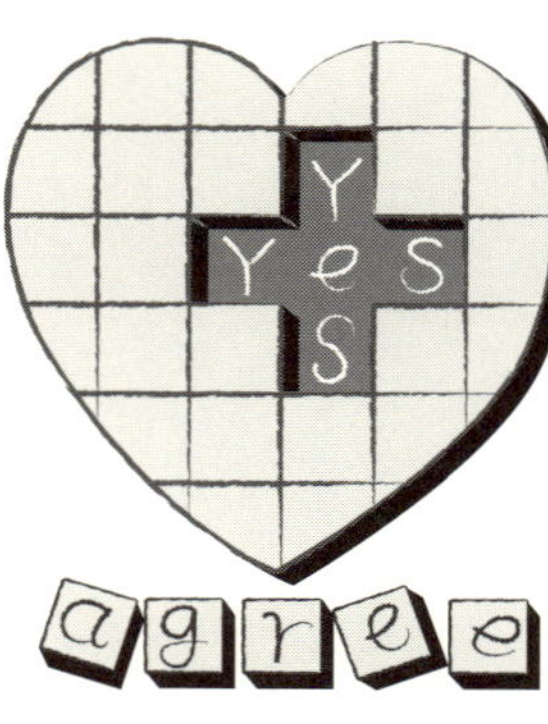

たとえばある若い女性は、うつから回復してきたとき、こう語りました。

「うつになって、私は人に優しくなった。うつになる前の私は、人が楽しそうに遊んでいたり、のんびりしているのを見ると、イライラしていた。どうしてもっと頑張らないのって、腹が立っていた。でもうつを経験した今では、そういう人を見ても、いいなと思えるようになった。それは当たり前のことなんだと思えるようになったし、自分自身でも楽しんだりのんびりできるようになった」と。
つまり、この女性は、もともと自分にも他者にも常に必死で頑張ることを強いるような、無理のある生き方をしていたのです。彼女は、うつをそうした無理な生き方にストップをかけ、自分にも他者にも優しくあるようにと、神様が自分に与えた警告として理解するようになったのです。そのように語ったときの彼女は、とても穏やかで優しい表情で、深く内面的な美しさを見せていました。

うつの意味づけは簡単に得られるものではありません。得られた場合でも、具体的な内容はきわめて個人的なもので一般化が難しいものです。けれども、うつと苦闘し続け通り抜けたとき、人はふり返ってうつに肯定的な意味を見出し、そこに温かさと安心を体験することが多いものです。そしてそのような体験を経た人は、その後の人生をよりしなやかに力強く生きるようになるでしょう。

point

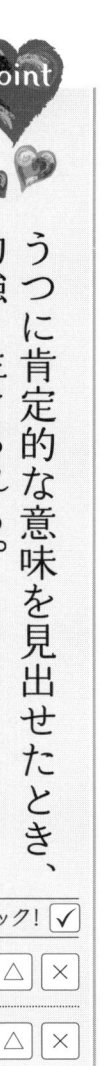

うつに肯定的な意味を見出せたとき、力強く生きられる。

チェック！ ✓

○ △ ×

○ △ ×

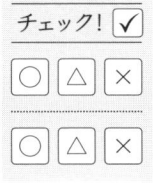

うつは大事なメッセージを伝えている

うつになると、人はダラダラして休んでばかりいるようになります。現実から逃げているように見えるかもしれませんが、それは表面的で雑な観察です。うつ状態の人は、休んでいるように見えても、心は安まっていないことが多いのです。

心の中では、あせり、不安、自己嫌悪などが制御不能になって暴走し、苦しみをもたらすだけの考えを休みなく続けているのです。

こうした苦しみから逃れようと、ネットを閲覧し続けたり、音楽を聴き続けたりして、必死で気を紛らせようとしている人もよく見かけます。

外から見ると、もう何週間も休んでいるように見えても、実際は少しも休まってなどいないのです。当の本人でさえそういう認識がなく、自分はもう何週間も休んでいるのに少しも元気が出ない、自分はおかしい、などと考えたりします。でも、心の中を穏やかに落ち着いて観察してみれば、自分でもさまざまな苦痛な思いがぐるぐる駆け巡っていることに気がつくでしょう。

うつは、こうした苦痛な思いとの闘いによる疲労困憊だという見方もできます。心の中の苦痛な感覚や考えは、まともに闘って勝てる相手ではありません。何といっても、相手は自分自身の一部にほかならず、自分でも制御できない心の部分なのです。こうした感覚や考えと闘えば、疲れていくだけです。

うつの人に、「心から休むことが必要です」と伝えると、「こんな状況で休むなんて無理です」という答えがよく返ってきます。うつになる人は、真面目な頑張り屋さんが多く、休むこと自体が自尊心を傷つけ、自分をダメだと考えさせることもあります。休むことはそれほどまでに困難な課題なのです。

治療には休養が第一と言われます。医師からゆっくり休むよう指示された人も多いことでしょう。けれども、うつ状態の人にとってそれがいかに困難かを理解している人は少ないと思います。

心からゆっくり休むためには、これまでの人生を支えてきた人生観を解体し、再構築する必要があります。これはそれ自体でかなり大変な仕事です。しっかり休まないといけないほど疲れているのに、そのためには大変な仕事をしないといけない。そこにうつの人が抱える苦しいパラドックスがあるのです。

うつは脳の不調がもたらす不適応的で機能不全の感情だと言われることがあります。こうした考えの真意は、うつを抱えている人が、死にたい、自分には何の価値もない、何をやっても意味がないなどと感じることに対して、そうした感じをもたらすうつそのものが病的なものだからそうした感じに捕らわれてはいけない、と伝えることにあるのでしょう。その意味では、うつは病的なものと言えるでしょう。

一方で、うつは、個人的な自我を超越したところにある、自分でも認識していないより大きな自己（魂やハイヤーセルフと呼ばれたりするもの）からの忠告のメッセージなのかもしれません。**自分も知らない大きな自己が、そんな生き方をしていてはダメだよ、そうした生き方はやめなさいと教えているのです。そのような意味で、うつは現在の生き方にストップをかけているのかもしれません。**

人生は有限で、人は必ず死に、永遠に生きることはできません。うつが治って、元気に生活できるようになり、これまでの生き方に戻ることができるとしましょう。そうやって生きてその延長線上で、この世を去ることになったとき、最後の瞬間に、あなたは「ああ、いい人生だった」と言えるでしょうか？

アップル社の創業者、スティーブ・ジョブズはあるスピーチで次のように語っています。「口うるさい他人の意見に、あなたの心の中の声をかき消されないようにしなさい。最も大事なことは、あなたの心と直観に従う勇気を持つことだ。心と直観は、どういうわけか知らないが、あなたが本当になりたいものをすでに知っている。それより大事なことなど何もない」。

ここでジョブズは、勇気を持って「心の声」に従うように勧めています。彼の言う「心の声」こそ、私が魂やハイヤーセルフと呼んできたものです。魂のメッセージを受け取り、それに従って生きるようにすれば、うつはよくなるでしょう。

その方向転換を助けてくれるのが、「いつか死ぬということの自覚」です。うつが「もう死んでしまいたい」という思いを起こさせるのは、「いつか死ぬということの自覚」を促すためなのかもしれませんね。

point

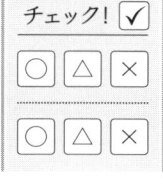

心からゆっくり休むことと、心の声に従うことが大切。

チェック！ ✓

○ △ ×

○ △ ×

うつはどんな感情？

うつは感情（気分）の一種だと言われることもあれば、感情の対極にあると言われることもあります。それは、黒を色彩の一種と見なすか、色彩の欠如と見なすかの違いと似ています。感情と捉える場合でも、最も重く、暗く、平板で、色彩感がない感情です。とはいえ人間は不完全ではかない存在ですから、完全なうつもないのです。どんなにひどいうつでも、少しは濃淡があり動きがあります。

ですから少しでも動きがある憂うつは、感情として認められるでしょう。それはしばしば悲しみや悲嘆とつながる感情です。うつに先立って、何らかの喪失体験があることはよくありますし、うつと悲嘆とが近縁であることも広く知られています。悲嘆の感情にうまく対処できず、悲嘆の過程がうまく進まないとき、人はうつになるのです。

うつの人の話を聴くと、うつの中に多様な感情が織り込まれています。自分が悪いという自責感、恥ずかしいという恥の感情、情けないという惨めさ、ダメだという劣等感や無能感、失敗者だという挫折感、何もやる気がしない無気力、一人だという孤独感、仲間はずれだという疎外感。うつの背後には、暗い気持ちでも単に憂うつ一辺倒ではない、微妙で多様な感情が存在しています。

また、不安やあせりと出合うこともあります。うつは心の動きが止まっているような感情状態ですが、実は、そのすぐ下に激しい不安やあせりが見られることはよくあります。

怒り、憤り、納得できない感じが見えてくることも多いです。うつ状態の人はしばしば自分を責めていますが、話を聴いていくと、誰かあるいは何かに、激しい怒りを抱いていることもよくあります。激しい怒りを抱え、それが他者に向かって噴出するのを恐れ抑え込むうちに、うつになったと思える場合もあります。

それらの感情は、どれもとても大事なものです。耳を傾けられ、丁寧に扱われ、手当てされるべきものです。**たとえつらく苦しい感情ではあっても、こうした感情にしっかりと接触することで、温かい感じやリラックス感がもたらされます。平板な表情に生彩が戻り、レジリエンス（回復力）が動き出します。**

うつの中には怒りっぽくなるものもあります。「激越性のうつ」と呼ばれるタイプです。憂うつ感や絶望感とともに不安感や焦燥感が強く、イライラしやすくなります。これ以外のタイプでは、どちらかと言うと、元気がなくなり、ふさぎ込むことが多く、むしろ怒りを表すことは少なくなると思います。

うつは、しばしば強い自己非難、自己批判、罪責感などを伴います。こうした自己への攻撃は、他者に対する怒りが、自己に向けられたものではないかと考えられてきました。あるいは、うつは他者への激しい怒りを抑え込み、表現しないですむよう役立っているのだという意見もあります。多くの専門家が、うつの人の心の中には体験から締め出された怒りの感情がある、との見解を述べています。

カウンセリングでは、滅多に怒らない性格だという人とよく出会います。あまり自己主張せず、不都合なことも、まあこんなものかと受け流すのです。アイスコーヒーを注文して、ホットコーヒーが出てきても、黙って飲むような人です。こういう人は、基本的にとても「いい人」です。こうした性格でうつになった方は、長年「いい人」をしてきたために、いい人疲れが出たのかなと感じます。こういった症状は、「もう少し自分を大切に」というメッセージだと思えます。

いい人疲れの人には、生活の中で起きる、ちょっとしたマイナスの出来事に気をつけてくださいと宿題を出します。そこで、自分の中にどんな感じや考えがあるか、よく観察してほしいと求めます。この宿題で、生活の中には思った以上に多くのマイナスの出来事があることに気づくのです。さらに、「まあこういうこともあるさ」と考え、自分を納得させてスルーしていたことに気づきます。

別に私はクライエントさんに「こういう場面で怒りなさい」とは言いません。しかし、自分の内面をじっくり見つめ、何を感じているのか、ありのままに感じてみるようにお願いします。そういう作業を重ねていくと、自分の中に激しい怒りがあることに気づき、自分は実はとても怒りっぽい人間だったのだと気がついた、と言われる人もしばしばいます。

そういう人は、自分の中の怒りに気づくようになっても、それを簡単に爆発させることはしません。ただ、アイスコーヒーを注文したのにホットコーヒーが出てきたときには、そのことを伝え、はっきり要求することが増えます。

point

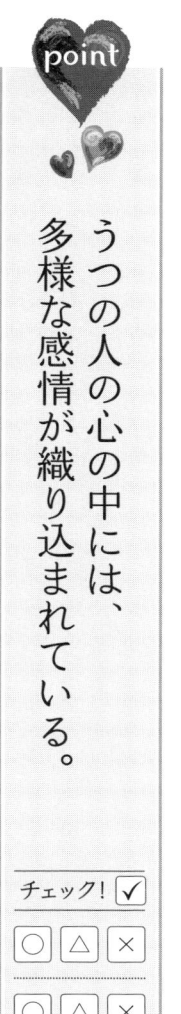

うつの人の心の中には、多様な感情が織り込まれている。

チェック！ ✓

○ △ ×

○ △ ×

受け身的な生き方はうつを呼ぶ

うつを抱えている人の話を聞いていると、受け身的な生き方をしている人が多いように感じられます。積極的と見えるような人も、深く内面の心の動きを辿っていくと、実は受け身的だということがよくあります。そういう人は、一見すると活動的に見えるような人生上の選択をしているのですが、周囲から求められるものに沿っており、必ずしも心から求めてそうしているわけではないのです。

ある男性は、学生時代から留学したり海外ボランティアをしたり、部活動を掛け持ちしたりして、外資系の金融業界に就職しました。見るからに積極的で攻めの姿勢で生きており、当人も自分は向上心が強く、積極的な性格だと信じていました。けれども彼の話を聞いているうちに、私には彼が心からその道を望んで選択したのだとは思えなくなりました。

留学中は、部屋にこもることが多く、ホスト・ファミリーともあまり交流しなかったそうです。もともと人と接するのが苦手で、留学も不安だったのです。それでも学生時代に留学を経験しておきたかったので、思い切ったというのです。

海外ボランティアでも、みんなが集まって楽しそうに作業をしていても、一人離れたところで作業をしていたそうです。内心ではせっかく来たのだし、輪の中に入らなければとあせりながら、うまく溶け込める自信が持てなかったのです。

彼の中には「達成しなければならない」という強い思いがあり、常にチャレンジングな選択しかできなかったのです。幼い頃から優秀な家族や親戚の経歴と比較されて育ち、凡庸であれば愛されないと感じ、達成へと駆り立てられました。

周りの誰一人、彼が「泣きたい気持ち」をこらえながらチャレンジしていることや、内心ではテレビを見てだらだら過ごしたいとか、本音で話せる仲間がほしいとか思っていることなど想像もできないでしょう。他ならぬ彼自身が、そうした自分の欲求を、健全で自然な自己の一部というより、克服すべき弱点で、自己の中から排除すべき異物と見なしているのです。

彼の生き方は、一見すると行動的ですが、よく話を聞いてみれば、それは彼のありのままの姿というより、周りの期待に受け身的に従った姿です。それは熟考の上で選択されたものではなく反射的なもので、本人でさえ自覚していません。

気楽に受け身的であるのなら、とりわけ自覚的に受け身的であるのなら、特に問題はないでしょう。しかし、うつに苦しんでいる人には、不安に駆られた反射的な受け身的生き方がよく見られます。

何かを成し遂げたとき、嬉しいと感じずホッとするのは、受動的に生きていることの証です。本当に望んで取り組んだのであれば、嬉しさや達成感を感じるものです。この点で、多くの人が自分の気持ちを取り違えています。

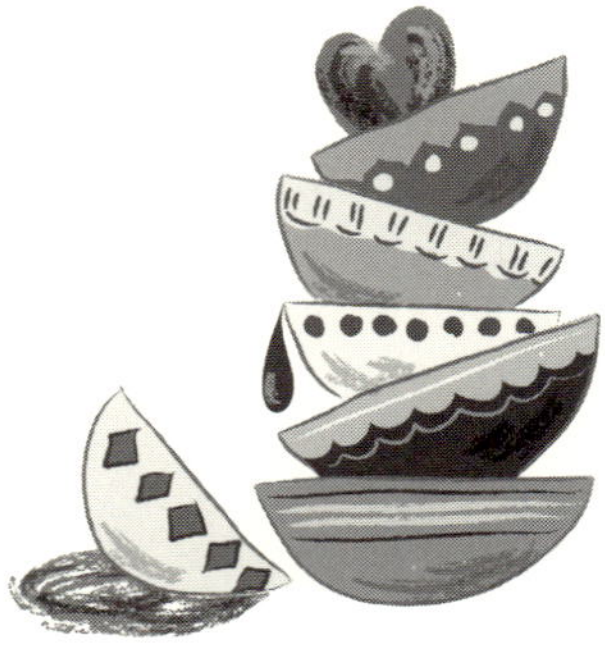

カウンセリングで、「みんなと一緒に何かするより、一人でいる方が好きです」と言う人と出会うことは多いです。しかし話を聞いていくと、一人でいるのが特に好きなわけではなく、みんなといるときに不安や劣等感などを感じがちで、一人だと不快な感情から解放され、ホッとする体験が顕著です。本当は、その人もみんなと一緒に何かを楽しんだり、協力して達成したいのです。でも、どうやればうまくできるか分からず、いつもみじめな思いになるのです。

その結果、一人でできることに慰めを見出し、自分は一人で何かする方が好き

なんだ、と考えるようになるのです。けれども、本人でさえ、じっくりふり返って吟味してみないと、こうしたからくりにはなかなか気がつきません。

うつの本質は、人生の喜びに接触できなくなる生活にあります。多くの要素が悪循環し、慢性的に人生の喜びに接触できなくなります。うつからの回復には、人生の喜びに接触するための多角的な試みが含まれるべきです。これはただ気楽なこと、楽しいことをすればいいというような単純なことではありません。多くのうつの人にとって、自分が何に楽しみや喜びを見出すのか明確でないのです。

そもそも、今自分が楽しみや喜びから遮断された生活をしているということさえ、自覚していない場合が多いのです。自分がいったいどんなことに楽しみや喜びを見出す人間なのかを明確にしていくこと自体が、うつからの回復にとって重要な作業です。そして、そこで見出された楽しみや喜びを求めることは、その人にとって勇気を必要とするチャレンジなのです。

point

自分が何に喜びや楽しみを見出すかを、明確にすることが重要。

チェック！ ✓

○ △ ×

○ △ ×

「肯定的な考え」はできる

「肯定的に考えることができない」と言う人もいます。そういう人は、「肯定的な考えを考える」ということを、「その肯定的な考えを心から信じる」「その肯定的な考えは自分の考えだと感じる」などと見なしているのかもしれません。そして、肯定的な考えを考えたとき、そんなのは間違っているという別の考えが湧いてきて、それが苦しいので、肯定的な考えを考えたくないのかもしれません。

たとえば、「私はよくやっている」と考えたとき、それに刺激されて「全然ちゃんとできていない」といった否定的な考えがかえって強く出てきてしまうのでしょう。そして「全然ちゃんとできていない」という考えの方に正しさを感じてしまうので、つらくなるのです。つまり、「私はよくやっている」という考えとはなかなかフュージョン（融合ないし一体化）しにくく、「全然ちゃんとできていない」という考えの方にはすぐにフュージョンを起こしてしまうのです。

ここで指摘しておきたいのは、「私はよくやっている」というように肯定的な考

えを「考える」こと自体は、決してできないわけではないということです。ただそれは「カラスは白い」と考えるときのように、心のこもらないただの言葉としてしか感じられないことなのでしょう。「肯定的に考えることができない」と言う人が体験しているのは、そういうことなのです。

それでもなお私は、肯定的に考えること自体はできると認識しておくことが大事だと思います。正しいとは思えなくても、自分の考えとして考えられなくても、ともかくは肯定的な考えを試しに考えてみてはどうでしょう。そしてそのときに心に生じてくることを、生じてくるままにするのです。

肯定的な考えを考えたとき、心に何が起きてくるのかをよく観察してみましょう。ゆっくりと穏やかに観察してください。一〇〇回ぐらいやっていると、「私はよくやっている」という考えが、以前ほどよそよそしくなっているのに気がつくかもしれません。そのとき、「全然ちゃんとできていない」という考えをそっと置いておけるようになっていることでしょう。

たとえば学生時代、Tシャツにジーンズといったカジュアルなスタイルで通していた人にとって、スーツのようなビジネスのスタイルは窮屈で、自分らしくな

いように感じられることでしょう。けれども、就職して、毎日スーツスタイルで生活するようになると、いつの間にか、それが自分らしく自然なものと感じられるようになります。ここで言っていることは、それと同じことです。

うつを感じている自分を、ダメな自分だ、情けない自分だ、そんな自分は本当の自分じゃない、と考えたくなることもあるでしょう。確かにうつを感じている自分は、これまでのあなたとは違うかもしれません。調子が狂っているのも確かです。とはいえ、うつを感じている自分を自分じゃないと否定することから、どんな結果が生じてくるのかを一度よく見つめてください。

それによって楽に生きられているのなら、それはそれでいいのです。でももし、そんな自分は本当の自分じゃないと、うつを感じている自分を認めないことが、自分に無理を強いてかえってうつをこじれさせていたり、うつのエピソード（病相）を繰り返させている場合には、認識を変える必要があるのかもしれません。

逆に、うつを感じている自分こそが本当の自分だと思っている人もいるかもしれません。うつイコール自分のような自己イメージが出来上がって、元気な自分を自分らしくないと感じてしまうのです。こうした場合にも、それがどういう結

果をもたらしているか、一度、じっくり見つめてみることが役に立つでしょう。

自分はこうあるべきだという理想的な自己イメージにせよ、これまでの経験から自分はこういう人間だと考えている自己イメージにせよ、硬直的になってくると、そこから外れている自分の体験は気づかれにくくなります。それに注意を向けて気づくことは、居心地の悪さや不安感をもたらします。

自分はこうあるべきだと厳しい態度を取らず、いろんな自分があっていいと許容的になりましょう。**自分はこういう人間だと狭く決めつけてしまわず、自分の中にいったいどんな自分がいるのか、好奇心を持って眺めてみるのです。**

確かに、自分のことは自分が一番分かっている、自分以外には自分のことを本当に分かる人など誰もいないというのも事実です。それと同時に、自分という存在は、実に不思議な存在であって、実際のところ、自分にもよく分からないというのも事実なのです。自分にとって、自分こそ、最も不思議な他人でもあります。

point

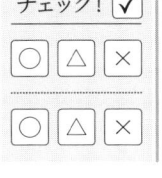

いろんな自分があっていいと、許容的になる。

チェック！ ✓

○ △ ×

○ △ ×

うつは過去だけに関わるものではない

うつを、「疲労の一種」と捉える見方もよく見かけます。この見方によれば、うつは長期にわたる疲労の蓄積だと考えられます。

ストレスという言葉を初めて用いたカナダの有名な内分泌学者ハンス・セリエのストレス学説によれば、ストレスが長期にわたる場合、はじめのショックから立ち直ると、人は何カ月にもわたってストレスに対抗して頑張ります。しかし、そうした頑張りにもかかわらずストレス状況が改善されず、さらにストレスが続く場合、やがて疲労困憊状態に陥っていくとされています。

このような捉え方は、しばしばうつにも適用されます。うつは、何カ月、あるいは何年にもわたる無理な努力の結果、疲労が蓄積した状態だということになります。

確かに、うつにはそうした面があると言えるでしょう。ところが、うつが通常の疲労と異なるのは、少しばかり休養したとしてもなかなか回復しないというところにあります。実際、何カ月も休んでいるのに、一向に回復しないということさえあります。うつには、通常の体の疲労の概念では捉えきれないものがあるのです。

疲労の蓄積という捉え方は、基本的に、それに先立つ年月に原因を求めています。分かりやすく言えば、過去に原因を求めているのです。けれども、うつは単に過去だけに関わるものではありません。現在、そして未来にも思いを馳せる必要があります。つまり次のような問いを問うてみることが必要です。

「休んでも休んでも一向によくならないのは、疲労がすっきり取れないということよりも、今なお疲れるような生活条件が存在しているからではないだろうか？」
「未来を思うとき、気が重くなるようなイメージしか湧かないからではないだろうか？」

これらの問いを自分自身に問いかけてみてください。もし心当たりがあるのであれば、現在そして未来に向けて、生活上の条件を何か変えていかなければなりません。ただただ休んでいても、うつは消え去ってはくれません。そのうつは、過去に由来するものの名残などではなく、今この瞬間において新たに生み出され続けているものだからです。

とはいえ、休養が大事であることには違いありません。まずはゆっくり休みましょう。

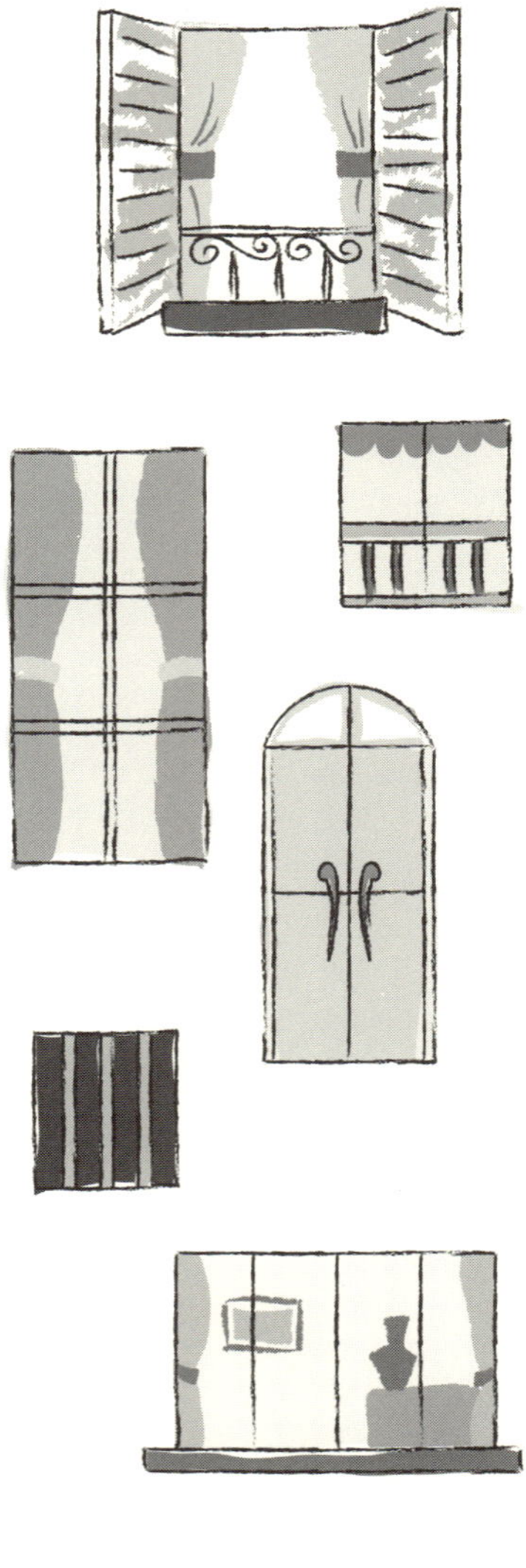

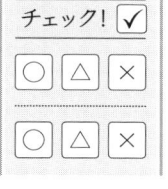

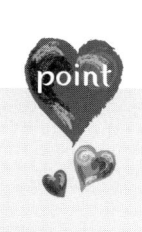

スローダウンし、穏やかで落ち着いた時間を取ることが大切です。少なくとも人を大事にするのと同じくらい自分を大事にし、自分に優しさと慈しみの感情を向けてみてください。

そうして、心に穏やかさとゆとりを作ることがまずは大事です。こうすることで初めて、その心のゆとりの空間に、自分が真にしたいこと、喜ばしいこと、嬉しいことが入り込んでくるものです。やらなければならないこと、避けるべきことなどにせわしなく駆り立てられている心には、そうしたものが入り込む余地がないのです。

休養は、そういう意味では大事なものです。けれども、やらなければならないことや避けなければならないことを思い煩いながら、情けない思いを噛みしめたままで休養しているのであれば、なかなか改善してこないのも当然ではないでしょうか。

point

うつは、過去だけでなく、現在、未来にも関わる。

チェック！ ✓

○ △ ×

○ △ ×

少し元気が出てきたときが要注意

昔から、「うつは少し元気が出てきたときこそ、注意が必要だ」と言われています。うつのどん底のときには、何もする気が起きず不活発になりますから、生活上、何事も起きにくいのですが、少し元気が出てくると、これまでの停滞を何とか取り戻そうとしてついつい頑張りすぎてしまうことが多いのです。今まで何もできなかったとの思いから、どうしてもあせりが出てしまうのでしょう。気がついたときには、ひどく疲れきっていて、また元気をなくしてしまうということが起きがちです。

周囲の人たちも、ひどいうつに打ちひしがれていて伏せってばかりのときには、うつ状態の人をよく気遣いますが、少し元気が出てくるとつい安心して気を抜いてしまいがちです。そうなると、回復途上のうつ状態の人には、それまで周囲から注がれていた注目が一気に引き上げられたように感じられ、孤立感が生じてしまうかもしれません。

本当にうつに打ちひしがれているときには、自分を傷つけるようなことをする元気もありませんが、少し元気が出てきたときには実行するエネルギーがあります。そのことからも、この時期には特別に注意すべきなのです。

少し元気が出てきたときこそ、急にペースを上げず、ややセーブしながら進みましょう。もっとやれそうな気がすると思っても、その手前でやめておくようにしてみてください。意識的に休みを多く取り、疲れがたまってきていないか自分

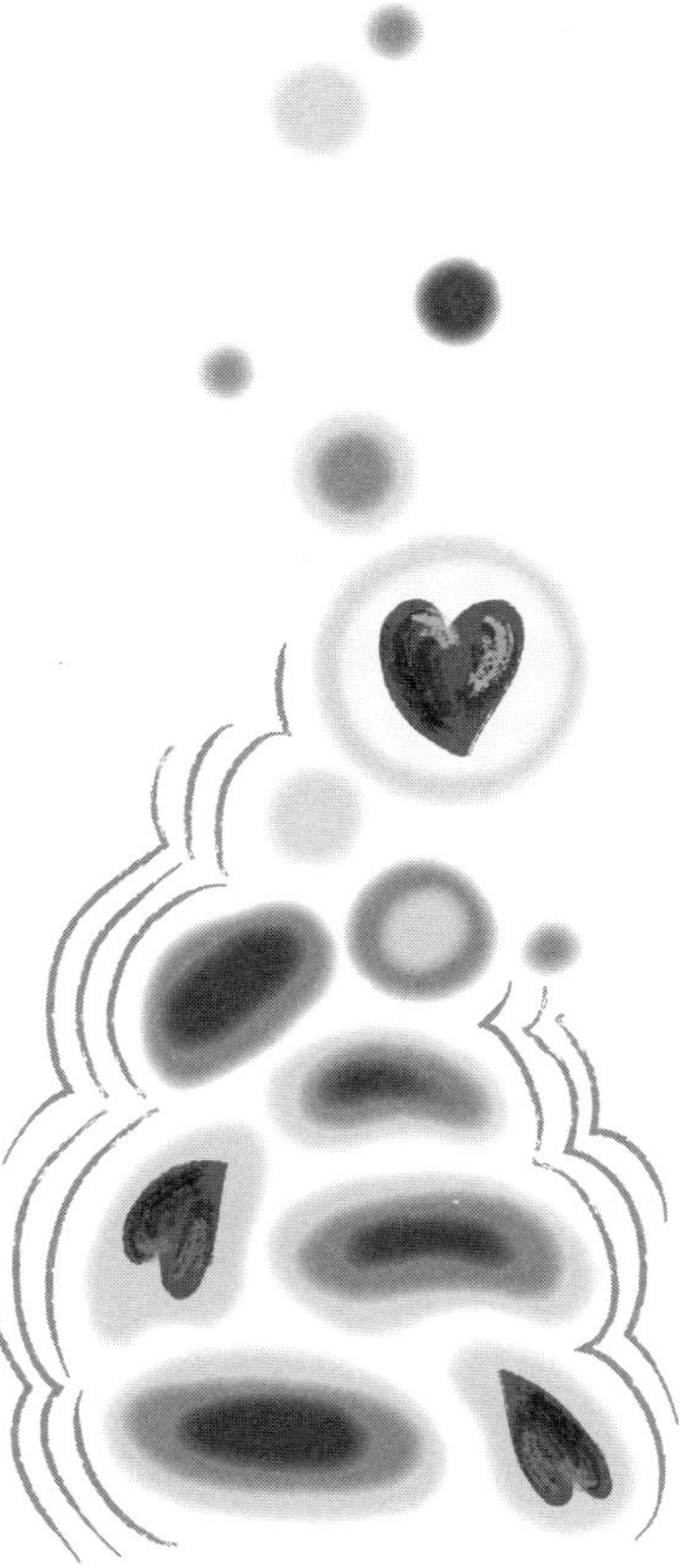

の身体をモニターするのです。

こういうときには活動量は増えていても、主観的な苦しさはあまり変わっていないことが多いものです。活動できる元気が出るということと、うつの苦しみが弱まることとは、同じひとつのことがらではなくて、かなり独立性のあることがらなのです。うつの苦しみは抱えながらも、活動できる元気も出てくることが多いのです。

元気を感じ、活動に向かうエネルギーが感じられる時間がある一方で、うつの苦しみが強く体験される時間もあるということが多いでしょう。

たとえ少し活動する元気が出てきても、同時にうつを感じ、何もやる気がしないという時期があります。ひどいうつに襲われていてどうにも何もできないときには、一日寝ていても、自分でも仕方ないとも思いやすいです。しかし一方で動ける元気が感じられるのに、何もやる気がしなくてダラダラ過ごしているときには、自分はただ怠けているだけなのではないかという自己非難的な疑惑に捕らわれやすくなります。

うつからの回復過程にある人は、こうした回復期の特徴をよく理解し、自分を責めすぎないように気をつけてください。同様に、周囲の人も、元気が出てきたうつの人が、なおダラダラしているときに、失望を表したり、活動するよう励ましすぎたり、責めたりせず、本人が自分のペースで回復のプロセスを歩めるよう、サポートしてあげてください。

また、回復の過程は、元気な時間が右肩上がりに増えていく直線的な過程ではなく、元気だったり憂うつだったりと不規則な波を描きながら時間をかけて変化していく過程です。自分でもそう承知して、元気な時間に固執しないように気をつけましょう。

揺り戻しがあることを、「想定内」のこととして思い描いておくことです。周りの人は、少しよくなってきたときこそ、あまり安心してしまいすぎず、引き続ききめ細かに観察し、関心を注ぎケアしてあげてください。

point

回復過程は、元気と憂うつが不規則に時間をかけて変化していく。

チェック！ ☑

○ △ ×

○ △ ×

column

ハーブやアロマ

効果が科学的に検証されているわけではありませんが、処方される薬でなくても、うつによいと言われているものはいろいろあります。

《ハーブ》

ティーバッグやカプセル、タブレットなどで商品化され、ドラッグストアなどで販売されています。

セントジョンズワート…軽度のうつによいという研究があります。比較的軽度のうつ状態であれば、試してみる価値はあるかと思います。

バレリアン…睡眠障害によいという研究があります。

《アロマオイル》

私はアロママッサージが好きですが、とても心地がよくリラックスできます。

オレンジスイート、ラベンダーやベルガモットなど。

何にせよ、自分の心身の状態をモニターし、よさそうなことを試してみるという姿勢を持つことは、うつを改善していく上でとても大事だと思います。

ただし、うつから回復するストーリーの主人公はあなたです。ハーブもアロマも、主人公であるあなたの行動を助ける脇役のポジションに置かれるべきものだと心に留めておきましょう。

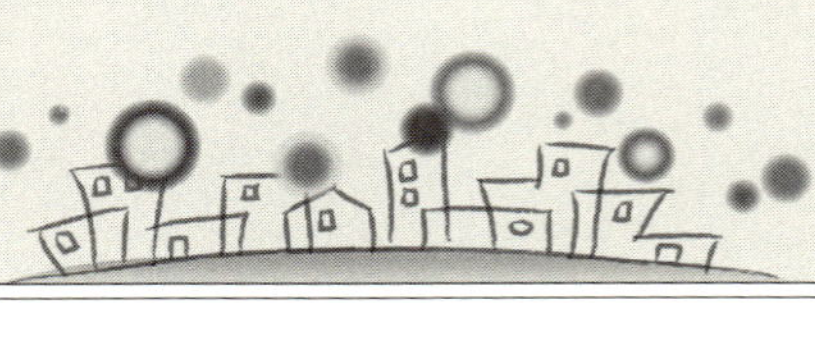

step 4

うつとの上手なつきあい方

うつを敵視し、闘う姿勢は、かえってうつを持続させてしまいがちです。うつをよく観察し、その言い分を穏やかに聴き、理解しましょう。

そうやって、うつと上手につきあっていきましょう。

うつをもたらす考え

自分は無価値だ、ダメだ、生きていても仕方がないといった極端に否定的な考えが心のどこかから勝手に湧いてきて、うつ状態の人を苦しめます。こうした考えはとても苦痛ですが、うつ状態の人はそれらの考えを心の外側へと閉め出せません。というのもこうした考えに対して、その通りだと同意してしまうからです。

健康に前向きに生きている人の場合、うつ的な考えが湧いてくることはあっても、そんなに長い時間、心に居座ったりしません。少し居座ることがあっても、しばらくすると「そこまでじゃないだろう」「こんなふうに考えてても仕方ないな」などという考えが自然に湧いてくるものです。肯定的な考えによって否定的な考えの影響を和らげ、それに支配されないよう身を守れるのです。

ところがうつ状態にある人の心の中では、極端に自己否定的な考えが、反論の余地のない不動の真実のように感じられています。その結果、自分は無価値だ、自分はダメだ、生きていても仕方ないといった考えが圧倒的な力を持つようになり、その人の心の中心部分にまで容易に到達してしまいます。その人の自己概念とか自己イメージとか言われるものの中心を占めるようになるのです。

うつ状態にある人も、まだ比較的元気なうちは、こうした考えに反論しようとすることもあります。けれども、うつ状態の中では、反論は効果的なものにならないことが多く、逆効果になってしまうことさえあります。うつ状態での反論は、正面から、論理的に、必死に反論していくようなものになりがちです。そうなると、果てしない言い争いになるのがオチです。頭の中で延々と言い争いを続けた挙げ句、疲れて気力を使い果たしてしまいます。

反論できないと感じる考えから逃れようと、うつの人は苦闘します。ネットを

見続ける、ゲームをし続ける、ＤＶＤや動画を見続ける、音楽を聴き続ける、リストカットする、やけ食いする、お酒を飲む、長時間にわたって眠ってしまう、これらは形こそ違え、いずれも苦痛な考えから逃れるための方法となりえます。

確かに、他のことに注意を集中している間は、その間は苦痛な考えを考えないでいられます。お酒や眠りで意識をぼんやりさせても、その間は苦痛な考えを考えないですみます。その点で、確かにこれらの方法は役に立つのです。

けれどもこうした方法は、長期的には問題をより大きくしてしまいます。というのも、永遠に注意を逸らせ続けたり、意識をぼんやりさせ続けることはできないからです。どこかで、ふと苦痛な考えは戻ってきます。それはお風呂に入っているときかもしれませんし、食事をしているときかもしれません。気を緩ませた瞬間に、苦痛な考えは戻ってきます。注意を逸らせている間に、苦痛な考えが心の中から消えてくれればいいのですが、残念ながらそうはなりません。気を抜けば、いつでもそれは戻ってきます。そうなると、いつまでも気を逸らせ続け、意識をぼやけさせ続けなければなりません。このような心の中の逃亡生活は、とてもストレスフルなものとなるでしょう。

またこれと関連して、心理学者ウェグナーの実験は、次のような皮肉な心理現象を見出してきました。特定の考えを考えないように努力すると、その間は確かにある程度はその考えは抑制されます。しかしこの努力は決して完全には成功しません。いくら考えないように頑張ったところで、その考えはどうしても時折は浮かんできてしまいます。その上、考えないように頑張る努力を緩めると、かえってしつこく浮かんでくるのです。子ども向けの戦隊ものに、攻撃すればするほど強大になっていく怪物が出てくることがありますが、あれはまさにこうした心理現象を象徴的に表したものです。

ですから、**こうした苦痛な考え、否定的な考えとはまともに闘わない方がよいのです。**かといって単にひれ伏してしまい、言われるがまま、なされるがままになるのもよくありません。否定的な考えにひれ伏せば、うつの重力圏に絡め取られてしまうことになるからです。

point

苦痛な考え、否定的な考えとは、まともに闘わない。

チェック！ ✓

○ △ ×

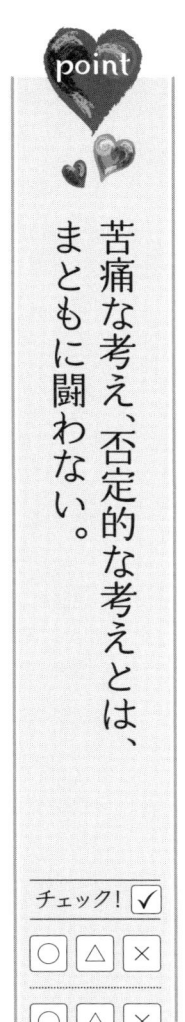

○ △ ×

無理に否定的な考えを変えない

うつになると、どうしても極端に悲観的な考えばかりが湧いてきて、捕らわれてしまいます。そのため周りの人も本人も、「否定的な考えを打ち消し、何とかポジティブに考えるように努力しなくては……」と考えがちです。

もちろん、力まずにポジティブな考えを導き入れることができれば、それはいいことです。私もうつでしんどいときに、「お前は頑張っているよ」「十分によくやっているよ」「それでいいんだよ」といった肯定的な言葉を自分にかけるよう心がけています。

けれども、こうした肯定的な考えは、念仏を唱えるようにさらりと言うのがいいので、頑張って必死に自分に言い聞かせるように、力んで言ってはダメなのです。自分にそう考えるよう強いてはいけません。

無理やりにでもポジティブに考えようと頑張ってしまいがちなのは、否定的なつらい考えを打ち消し、追いやりたいからなのかもしれません。

しかし、否定的な考えを打ち消す必要はないのです。否定的な考えは、それ自体としては別に悪いものではありません。それをひとつの考えとして眺めることができなくなり、まるで現実そのもの、真実そのものであるかのように体験してしまうことが問題なのです。

「ああ、そういう否定的な考えが心の中にあるなあ」「またいつもの自己否定だな」「私の中の憂うつさんがまた否定的な考えを生み出しているよ」というように思うことができるのであれば、否定的な考えは特に害をもたらしません。場合によっては有益でさえあります。そうした考えから利益を引き出すには、それを使いこなす力が必要です。その重要なひとつが、脱フュージョンの力（116頁参照）なのです。

否定的な考えを否定せず、否定的な考えを考える自分を否定しないでください。それはそれで置いておきましょう。優しく、温かく、そっと置いておくことが大切です。

無理にポジティブに考えないことも重要です。

「お前は頑張っているよ」「十分によくやっているよ」「それでいいんだよ」といった肯定的な言葉を自分にかけるとき、力んではいけないというのは、そういうことなのです。

突然ですが、みなさんは催眠術をかける練習をしたことがあるでしょうか？　たぶん、ないでしょうね。

催眠術をかけるとき、たとえば相手に「手が挙がる〜、手が挙がる〜」と繰り返し言います。うまくいくと、相手の手が挙がっていきます。このとき、催眠術の名人は、決して力んでそう言いません。まるで、机の上のリンゴを見て「リンゴだね」と言うときのように、さらりと「手が挙がる」と言うのです。

人は当たり前のことを、力んで言ったりしませんよね。力んで言うのは、どこか疑いがあるときなのです。そういうニュアンスは非常に簡単に瞬時に相手に伝わります。

「手が挙がるぅ〜、手が挙がるぅ〜」などと力を込めて言えば言うほど、相手の手は挙がりません。力んで言っている人は、内心、「挙がらないのでは？」というかすかな疑いを抱いています。それが伝わるのです。絶対に挙がると心から信じている（分かっている）ときには、力んで言う必要がありません。だから名人はさらりと言うのです。

ですから、自分自身に向かって心の中で「お前はよくやっているよ」と肯定的な言葉をかけるとき、力んだ口調になってはいけません。さらりと唱えるだけでいいのです。その内容をあなたが信じていようがいまいが、それはどうでもいいことです。

「お前はよくやっているよ」などと、さらりと心の中で唱えることが大事です。そう信じられないから唱えない、というのはよくありません。もちろん、無理をすることはありません。

ただ一回でもいいので、心の中でさらりと「お前はよくやっているよ」などの肯定的な言葉を自分に向かって唱えます。それならできるでしょう？　そこから始めましょう。

point

肯定的な言葉を自分に向かって、さらりと唱える。

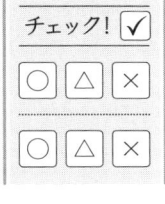

チェック！ ☑

○ △ ×

○ △ ×

「今ここ」に注意を置く

人の心は、放っておくと「今ここ」の現実から離れ、未来のことを心配したり、過去のことを思い悩んだりしてしまいがちです。「今ここ」を離れて未来や過去のことを想像し、空想をあたかも現実のように体験できる能力は、人間にだけ与えられた能力です。この能力ゆえに、人間は高度な文明を築くことができたのだと言えます。

犬や猿も賢い動物ですが、「三日後に注射を打ちに行くよ」と言っても恐がることもありませんし、「お前の大好きなお姉ちゃんは去年家を出て行ってしまったね」と言っても、懐かしがることもありません。

人間にはそうした能力があるからこそ、映画を観たり本を読んだりして楽しむことができるのです。しかし同時に、その能力ゆえに、人は他の動物以上に複雑な心の悩みを持つ存在になってしまいました。

考えれば考えるほど、気分が悪くなっているのに、さらに考え続けてはいないでしょうか？　気分が悪くなるような想像に、わざわざどっぷり浸ってはいないでしょうか？　動物の行動は、その行動の結果によって制御されます。ある行動をとって気分が悪くなったなら、動物はその行動をやめます。人間は賢い動物ですが、賢すぎるために、そのようにシンプルにはいかなくなってしまいました。考えたり想像したりすることで、よけいに気分が悪くなっても、考え続け、想像し続け、さらに気分が悪くなっていくのです。

このとき、本人としては、何とか苦悩を解決しようとしているつもりです。考えたり想像したりすることは、本人にとっては解決のためにしていることなのです。しかし、考えたり想像したりすることで、「今ここ」の現実との接触が失われてしまいます。「今ここ」に目覚めれば、考えたり想像したりする行為が、気分が悪くなるという結果をもたらしていることに気がつくでしょう。

一般に、人が心配することの大半は実際には起きません。ほとんどが、悲観的な空想なのです。明日、突然宇宙からの侵略者がやって来るのではないかといった心配は、可能性として否定することはできないものの、いくら心配しても、ただ生活の質が下がるという結果だけがもたらされます。

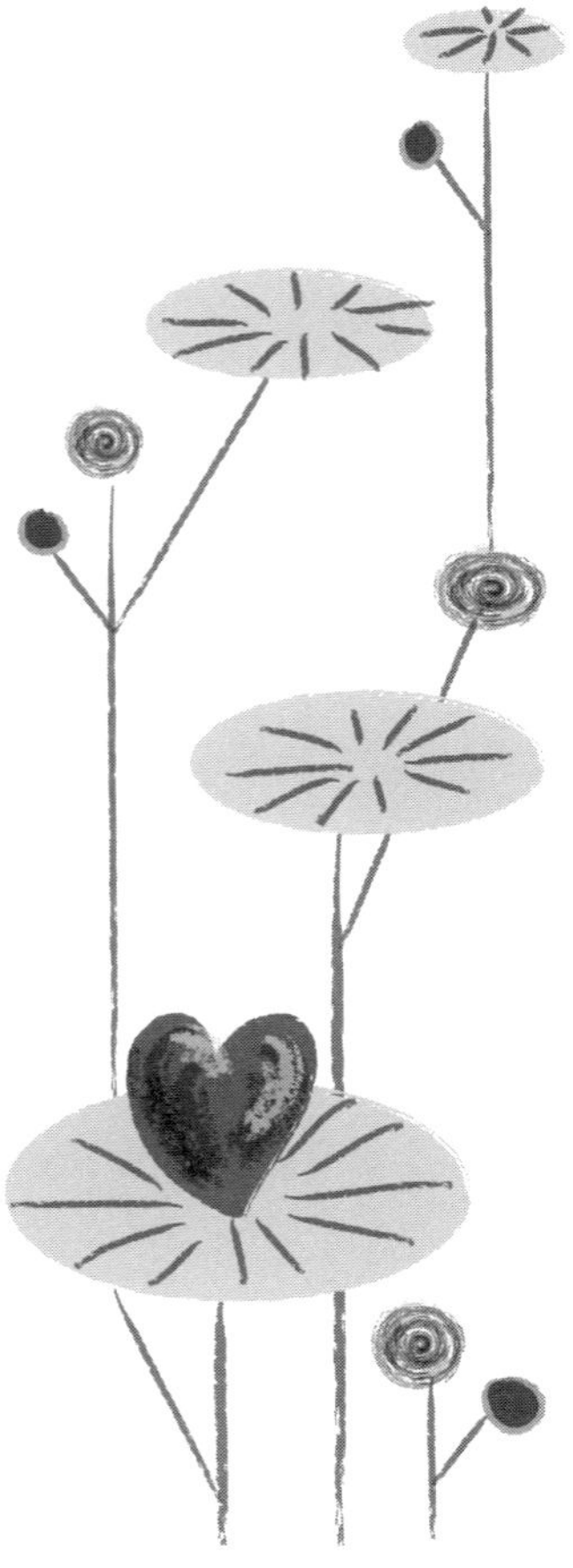

また人は、しばしば過ぎ去った出来事についていつまでもくよくよ思い煩います。あのときああしておけば、このときこう言っておけばと、もうすでに終わったことを頭の中でやり直そうと奮闘するのです。しかしその奮闘は、どれだけ頑張っても空しい結果しかもたらしません。それは火を見るよりも明らかなのに、それでも人はすでに過ぎ去った過去について悔やむことに、膨大な時間を費やします。

起こるかどうか分からない未来の心配や、もう過ぎ去った過去の後悔に取り憑かれている人は、度をこすとうつ状態に陥ってしまいます。そういった方は、「今ここ」のありのままの感覚に注意を置く訓練をするといいでしょう。

思考とイメージという表象活動を離れ、「今ここ」の現実の感受に気づきを差し向け、そこに気づきを持ち続けるのです。未来や過去という頭の中の世界から離れ、「今ここ」のありのままの現実にしっかりと接触します。

「今ここ」に注意を置くというのは、言い換えれば、感覚に注意を置くということです。考えるのではなく、感じるということなのです。感じるのには努力はいりません。リラックスして、ただ感覚器官を通して与えられるものを受け取るだけです。

「今ここ」に注意を置く訓練に、マインドフルネス瞑想があります。具体的な方法は、110頁でご紹介します。

point

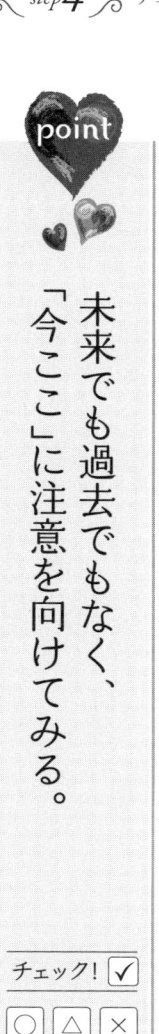

未来でも過去でもなく、「今ここ」に注意を向けてみる。

チェック! ✓

○ △ ×

○ △ ×

小さな変化と元気を感じる

うつのただ中にあるとき、うつは永遠に続くように感じられますが、決して永遠に続くものではありません。注意深く観察すれば、漆黒のうつにも、ムラがあり、波があり、変動があるのが分かるでしょう。その変動に対する感受性を高めていくことが大事です。とりわけ少しでも気分が楽になっているとき、そのことに敏感に気づけるようになるのが大事なのです。

少しでも気分が楽になったとき、それに気づけたなら、何がそんなふうに気分を楽にしてくれたのか、どういうことがあって気分が楽になったのか考えてみましょう。そうやって、気分が楽になるための条件を理解していくのです。

たとえうつが戻ってきても、束の間でも和らいでいる時間があることを認識しておくことが大事です。うつに圧倒されると、一日二四時間、ずっとつらさがあると思いがちですが、まったく変動がないことはありえません。まして人間は不完全な生き物で、完全に同じ状態を続けることなどできないのです。

そうは言っても、うつ状態のときには、気分が多少楽になっている時間があっても、それに気づくことは難しいものです。憂うつ感に圧倒されていることに加えて、誰にとってもかすかな感情の変動を捉えるのは難しいからです。

たとえば「赤と青」を区別するのは簡単でも、「オレンジに近い赤と赤に近いオレンジ」を区別するのは難しいです。色に対して敏感でなければ、違いは認識されないかもしれません。それと同じで、しんどさの中に少しだけ楽なときがあっても、総じて言えばしんどいときは、常にしんどいと認識しがちです。

「ほんの少し楽になってもそう認識されず、ずっとしんどいという認識になること」は、うつ状態からの回復を助けるという観点からすると、残念ながらマイナスです。気分がかすかにでも楽になっているとき、それに気づきを持ちましょう。もしかすると、憂うつ感を忘れているときさえあるかもしれません。周りの人も、それに気づいたら、そっと教えてあげてください。

自分の気分が少しでも楽なとき、それをありのままに認識できるような穏やかな心構えを養うことがまず必要なのかもしれません。少ししか楽になっていないのに、それを楽になっていると認めているようではダメだというあせった考えが、ありのままの認識を邪魔することもあるでしょう。

誰しも、一刻も早く回復したいので、あせるのも理解できることです。その気持ちを穏やかに認めながら、ゆったりと息を吐いて、あせりをなだめましょう。

うつになると、「どうしてこんなに元気が出ないのだろう」という考えに取り憑かれてしまいます。けれどもこの問いに取り組んでいけば、ますますうつの迷宮に入り込むばかりです。たいていのところ、この問いは「もっと元気であるべきなのに、どうしてお前はこんなにダメなのか」というニュアンスを含んでいます。この問いへの取り組みは、うつを改善するための因果的な思考のように見えて、実は自己非難といううつの症状のひとつの現れにほかならないのです。

「これじゃダメ」「元気にならなくては」などと考えて、あせって努力するのは、かえって空回りになります。**「今すでにある元気」を感じるのが正しい道筋です。**本来、すべての細胞は元気を内蔵していて、生きているということは、元気があるということなのです。にもかかわらず、元気がないと感じられてしまうのは、元気へのアクセスが弱まっているからだと考えてみてはどうでしょう。元気があるのに、それを感じないので、元気が発露する通路が狭く細くなっているのです。

ここで、ゆったりと自分をゆるめて、元気を感じてみましょう。元気になろうと、努力するのではありません。元気は自然に感じられものであり、元気になろうと頑張る必要はないのです。必要ないのに頑張るのは、不安やあせりの現れです。そのことが逆に元気をありのままに感じることを遠ざけてしまいます。

元気が、細くなった通路から少しずつ発露してくるのを感じます。その元気を受け容れ、十分な注意を払って感じることです。そのことで、元気の通り道が太くなります。生きている限り元気はあなたの味方で、あなたの力なのです。

そもそも、元気は生きることしか目指しません。元気が発露する邪魔をしているのは「あなた」なのです。あなたが抵抗することをやめ、諦めて受け容れれば、元気はひとりでに力強く湧いてくるものなのです。

point

小さな改善でも、ただそれをありのままに認識する。

チェック! ✓

○	△	×
○	△	×

達成を味わう自分の心を大切にする

うつの人の心の中には、厳しい「批判屋さん」が住み着いていることが多いです。そこそこうまくできていても欠点を見つけて「そんなのじゃダメだ」と言ってきます。頑張ってやっていても、小さな不足だけを捉えて、「こんな程度じゃ何の価値もない」などと言ってきます。どんなこともあら探しをすれば、必ずどこかに改善すべき点が見つかります。そこだけを見つけて、責め立てるのです。

「批判屋さん」は、できているところには注目しません。たとえできているところを取り上げて反論しても、「そんなのはできて当たり前だ」と否定してきます。そしてできていない点だけを取り上げて、いっそう責めてくるのです。

この「批判屋さん」の親戚に、「心配屋さん」がいます。「批判屋さん」とよく似ていて、うつの人が何かをしていると「そんなので大丈夫なの?」「本当にそれでいいの?」などと詰め寄ってきます。いずれも何らかのマイナス点を見つけては、しつこく突いてくるという点で共通しています。

「批判屋さん」や「心配屋さん」が心の中で強い勢力を占め、いつも大きな声を張り上げるようになると、どんな困ったことが起きるでしょうか？

最大の問題は、その人が何かに取り組んでいるとき、その活動を楽しんだり、達成を味わったりすることができなくなることです。有意義な活動に取り組み楽しむことは、人が成長するためにとても大事なことです。活動を楽しむことで、結果によってではなく、その活動自体によって動機づけられるようになります。そうした動機づけは、そこで生じる学習の質を高め、成長を促進します。

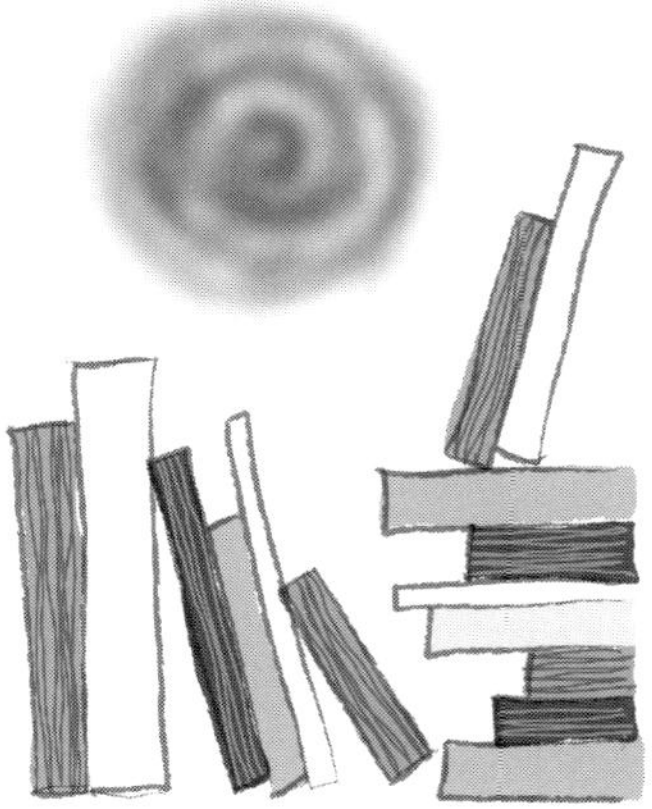

また、進歩や成長を認めて達成の喜びを味わうことは、苦しみや困難を伴う活動に取り組む前向きな力を強めます。苦しみや困難を伴う活動であればあるほど達成の喜びは大きくなり、そうした活動に立ち向かっていく力となるのです。

楽しみや達成感といったポジティブな感情は、じっくり味わうことで時間と共に増幅されていきます。そうして、うつに対抗する健康な力が育つのです。

けれども、活動を楽しもうにも、心の中から「まだそれだけしかできてないの」と批判する声や、「それで本当にいいの?」と脅かす声がしてきたりすると、楽しめなくなります。たとえ、小さな一歩を踏み出しても、「こんなのは達成とは言えない」と批判する声や、「まだ先があるのに、呑気に立ち止まっていていいの?」などと脅かす声がしてきたりすると、達成感を味わえなくなります。

そうなると、たとえ外から見ると成果を上げながら進んでいるように見えても、その活動はあまり健康な心の糧とはなりにくいでしょう。

また、心の中のこれらの声が強くなると、高い目標を課すことになりがちです。ささやかな課題に取り組み、小さな達成を喜びながら、少しずつステップアップしていくことが、結局は大きな目標を達成する近道です。ところが、「そんな低いレベルじゃダメだ」という声に駆り立てられると、無理にでも高い目標に挑戦します。そうすると達成までの過程を楽しむ余裕がなくなり、最悪の場合には失敗体験ばかりをもたらします。失敗が重なれば、憂うつになるのは当たり前です。

うつから回復するためには、心の中のこうした「批判屋さん」や「心配屋さん」

に煽（あお）られないよう、自分をしっかり持つことが大切です。取り組みを楽しんだり、小さな達成を喜んだりする自分の気持ちは、か弱く小さい芽のようなものです。**何かに取り組むとき、あなたの中にある自分のペースで楽しみ、達成感を味わいながら取り組みたいと感じているか弱くて小さな芽を、「批判屋さん」や「心配屋さん」が踏みつぶすがままにさせないでください。**

あなたは今ここで、そのか弱く小さな芽を守ると決意表明できますか？ 決意をノートにあなた自身の言葉ではっきり書いて、日付を入れて、署名してください。心の中で思うだけではなく、実際に文字にして、署名してください。

そのときには、肯定文で言い切る形の文章にします。「楽しんで取り組む余裕を持ちたいものです」というような曖昧さを残した表現ではなく、「私はこの活動を楽しむ気持ちを大事にし、節目ごとに達成感をじっくり味わいます」というように、明確な言葉ではっきり言い切るようにしましょう。

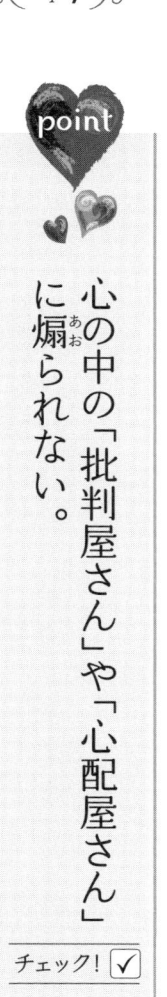

point

心の中の「批判屋さん」や「心配屋さん」に煽（あお）られない。

チェック！ ✓

○ △ ×

○ △ ×

何が自分の人生に意味を与えるかを考える

重いうつ状態の人でも、少し気分が晴れ、好きな動画を見て楽しいと感じたり、音楽を聴いて美しいと感じたり、何かを食べて美味しいと感じたりすることは、少しはあるものです。その時間を大事に味わい、体中のすべての細胞に、楽しい気分を行き渡らせるように、全身で味わうようにし、意図的にその感覚に注意を向けて留まります。楽しい、面白い、美味しいといった肯定的な感覚を味わうことを自分に許し、その瞬間にオープンになるように心がけるのです。

うつ状態の人は、ともするとこうした時間の存在を忘れ、自分はずっと憂うつだと考えてしまいがちです。無理に楽しくしようとしたり、面白い、美味しいと感じようと努力する必要はありません。ただ、ふと向こうからやって来る楽しさ、面白さ、美味しさなどの感覚を心から迎え入れ、味わうだけでいいのです。

特段の注意を払わずにただ過ぎていくに任せたとしても、じっくり味わったとしても、楽しい、面白い、美味しいなどといった感覚そのものには違いはありません。けれども、その感覚を十分に味わうことで、心は影響を受けます。それは、ほんのかすかな影響かもしれません。しかし、長い目で見ると、こうした影響はあなたの気分に大きな違いをもたらします。

あなたは今、憂うつな気分で苦しんでいるのかもしれません。どうしてうつになったんだろう、どうしてこんなにつらいのだろう、どうすればうつから脱出できるのだろうと、毎日毎日、考え続けているのかもしれません。

そういう考えもいいですが、少し違った問いにも取り組んでみてはどうでしょう？　それは、「うつから脱け出したみたいだなぁ、と感じられているときには、今と何が違っているでしょう？」という問いです。同じ趣旨の問いをいくつか別の言い方で挙げてみましょう。「うつではなくなっているとき、どうなっているでしょうか？」「うつが去ったとき、何をしているのでしょうか？」。

これらの問いは、うつという病的で否定的なものの問いではなく、健康で意味のある人生という肯定的なものについての問いです。つまりは「あなたにとって何をすることが人生に意味を与えるのでしょうか？」という問いです。

多くの人が、うつについて問い続け疲弊していきます。その一方で、自分の人生を生きるに価するものにするのは何かという問いは、放置されがちです。うつになると、自分の人生には生きる価値がないと繰り返し考えてしまいます。その問いの引力圏から離脱するためにも、何が自分の人生に意味を与えるのか、何に取り組めば生きがいと喜びを感じるのかという問いに取り組むことが重要です。

この問いが容易ではないことは承知しています。というのも、もしこの問いに真剣に取り組めば、これまでの人生航路を大幅に修正しなければという認識に至るかもしれないからです。しかしだからこそ、この問いが重要だとも言えます。

もしこの問いを自らに問うことに少しでも躊躇を感じるなら、それこそ、あなたにとってこの問いへの取り組みが大切であるサインです。もしあなたが元気になったとき、元の活動に復帰することに生きがいを感じないとすれば、あるいは気が重くさえなるとしたら、どうやってうつから回復できるのでしょうか？

医療ではうつを病気と捉え、うつを治すことに焦点を当てます。これはマイナスをゼロにするという発想です。けれども、誰にとってもゼロは積極的に目指したい目標ではありません。人は誰しも自分にとってのプラスを求めて生きる必要があり、ここに医療の視点の限界があると言えるでしょう。

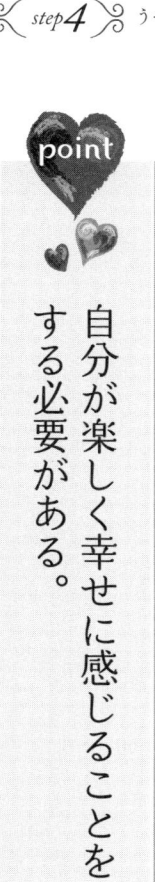

うつが治るためには、単に病気を取り除くという以上の発想、健康・生きがい・価値といったものへの取り組みが必要です。うつに陥る人は、それまでの人生でかなりの我慢を引き受けて生きてきています。自分らしい人生よりも、周りが期待する人生を生きてきたことが多いのです。それは、適応的な人生や成功した人生かもしれません。そうであればあるほど、うつは適応からの逸脱で、病気として捉えられやすくなり、元の生活に戻るのが治ることと考えられがちです。

でも、自分らしくない適応的で成功した人生に戻ることに何の意味があるでしょうか？　たとえ変だと言われようと収入が減ろうと、自分が楽しく幸せに感じることをすることが必要ではないでしょうか？　それが必要なのに得られなかったから、うつになったのではないでしょうか？　私はうつの人とお会いして、そう感じることがよくあります。病気を治すというテーマを超えて、人生で何を成したいと願うのかというテーマに取り組むことが必要だと思います。

point

自分が楽しく幸せに感じることをする必要がある。

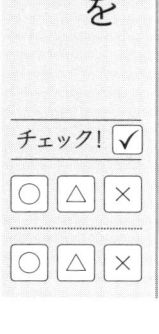

チェック！ ✓

○ △ ×

○ △ ×

生きるためのエネルギーは手入れが必要

うつは、生きるためのエネルギーが消耗し、切れてしまった状態だと言うこともできるでしょう。生きるための電池が切れてしまったのです。

このとき、生きるためのエネルギーとは何を指すのでしょうか？

生物学的には、生きるためのエネルギーは栄養であり、食べ物です。しかし現代社会においてうつに陥っている人で、文字通り栄養が足りていない人はほとんどいないでしょう。うつの人に足りないエネルギーは、生物学的な栄養ではなく、心理的、社会的な栄養です。

心理的な栄養とは、生きがいであり、生きる意味であり、喜びや楽しさの体験です。社会的な栄養とは、人とのつながりであり、人のために役立っているという感覚であり、自分が社会の一員であるという感覚です。

こうした生きるためのエネルギーは、いったん手に入れればいつまでも有効なものではなく、常に手入れし続け、リフォームし続けていないと、いつの間にか失われてしまうものです。日々、状況は変わっていきます。

高校時代には生きがいがあり、張り合いを感じていた人も、大学に入ると同じようにはいかないかもしれません。大学時代は毎日楽しく生活できていた人も、社会人になると同じようにはいかないかもしれません。二〇代は手応えを感じながら仕事ができていた人も、三〇代になると同じようにはいかないかもしれません。独身時代は生き生きと生活できていた人も、結婚して家庭を持つと同じようにはいかないかもしれません。

人生は常に新しい課題を与えてきます。気づいたときには、まったくそれに対応できておらず、何のために生きているのかさえ分からないことがありえます。

よく知られているように、世界保健機関（ＷＨＯ）は、健康を「単に病気でないとか、病弱でないだけではなく、肉体的にも、精神的にも、そして社会的にも、十分に満足な状態にあること」と定義しています。一九九八年のＷＨＯ執行理事会（総会の下部機関）において、この定義は「肉体的にも、精神的にも、社会的にも、そしてスピリチュアルにも十分に満足な状態にあること」と修正する採択がなされています。この改訂はいまだ総会では承認されておらず、正式なものではありませんが、健康の定義にスピリチュアルな次元を加える方向での議論が進んでいることを興味深く感じます。

現代人は、健康を身体的な次元からのみ考える偏った考え方に慣れています。逆に言うと、心理的な次元、社会的な次元、スピリチュアルな次元への考慮が非常に希薄です。健康を構成しているこれら四つの次元は、相互に密接な影響関係にあり、いずれかだけが健全で他はダメということはありえません。脳をも含めて身体的な次元だけから健康について考えても、すぐに行き詰まってしまうでしょう。

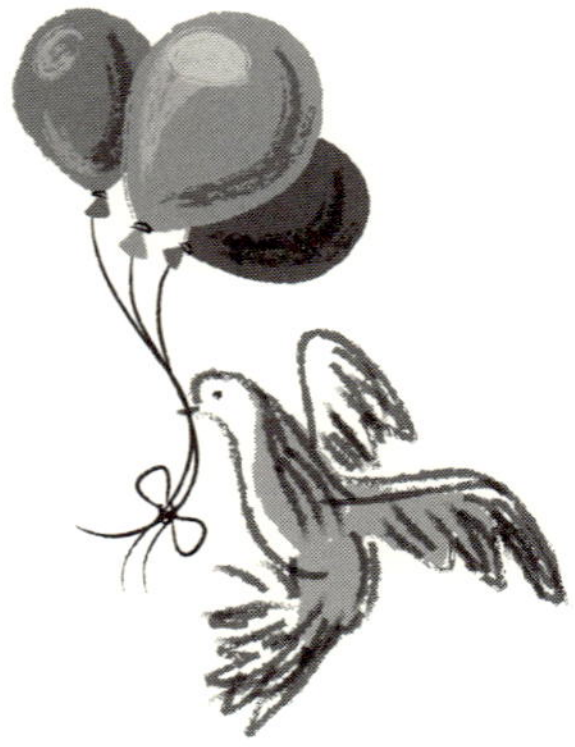

社会的な次元から考えるなら、自分だけが生き生きと幸せで、他人はどうでもいい、ということはありえません。人はそんなふうに幸せにはなれないものです。他人のことなど関係ない、一人でも幸せで健康だと主張する人はいるのかもしれませんが。ただ、私はそういう人にはどこか欺瞞的なものを感じます。

人間は、生まれながらに社会的な存在です。明らかな虐待を受けてきた人でさえ、単純に親を非難できず、自分がいけなかったんだという思いを拭(ぬぐ)えないことが多いのも、そのためです。

人は自分にとって大事な人の罪を、自分のこととして捉えてしまうようにできているのです。人間にはもちろん、自己と他者を切り離し、利己的に考える考え方も備わっていますが、決してそれだけではないのです。

これに関して、オーストリア出身の心理学者・精神科医のアルフレッド・アドラーの考えに触れておきましょう。アドラーは、自分を「大きな共同体の一部なんだ」と感じる感覚を共同体感覚と呼んで重視しました。共同体感覚が育っている人は、共同体のメンバーに寄与したいと感じ、寄与できることを喜びます。

人が生き生きと健康に生きていくためには、共同体感覚を育むことがどうしても必要だというのがアドラーの考えです。私もアドラーに強く同意します。

point

生き生きと生きていくためには、共同体感覚を育むことが必要。

チェック! ✓

○ △ ×

○ △ ×

心理カウンセリングを受けてみる

うつには心理カウンセリング（セラピー）が有効です。もちろん、すべてのうつに有効なわけではありません。重症のうつ病で苦しい時期には、投薬と休養が第一でしょう。心理カウンセリングは、自分の思いを話したり、それについて話し合ったりできる程度に元気がないと、効果を発揮できません。躁うつ病（双極性障害I型）の躁状態の時期にも向かないでしょう。心理カウンセリングは、自己を振り返って見つめたり、じっくり考えるといった作業が中心ですから、落ち着きのない躁状態のときには難しいのです。

他にも、心理カウンセリングが合わない場合はあります。人の心は、多様で複雑です。心理カウンセリングにもいろいろな方法があります。同じ心理カウンセリングの方法に基づいていても、それを行うカウンセラーの個性も多様です。ですから、やってみないと分からない部分もかなりあるのです。

以上を踏まえた上で、一般論的に言えば、心理カウンセリングは多くのうつの人に有効で、その効果は抗うつ薬に匹敵します。ただし、心理カウンセリングは、しばしば抗うつ薬よりも高価で、時間と労力を必要とします。デメリットはあるものの、研究によれば、心理カウンセリングは抗うつ薬と比べて再発予防効果がより高く、効果の持続性もより長いことが示されています。

心理カウンセリングと言っても、実にいろいろな種類のものがあります。認知行動療法に、精神分析的心理療法、来談者中心療法、ゲシュタルト療法、短期療法、家族療法、催眠療法、マインドフルネス認知療法などなど。

このリストは、数百にも及びます。こんなにたくさんの種類の心理療法にどんな違いがあり、どれを受ければいいのか分からず、途方に暮れてしまうとしても無理はありません。

今の日本の精神科医療では、うつの心理カウンセリングとしては認知行動療法が最も有効だと信じている先生が多いです。しかし最近の研究では、認知行動療法以外にも、さまざまな心理カウンセリングの方法が、うつに有効であることが示されています。

それぞれの心理カウンセリングの方法には異なった性格があり、あなたの個性や背景によって、合う合わないがあるでしょう。

しかし、**どの療法がいいのかを深刻に悩む必要はありません。というのも、療法よりもカウンセラー個人による違いの方がずっと大きいからです。カウンセラーとの相性も含め、誰に受けるのがいいのかを考える方が重要です。**一、二回、面接を受けてみた時点での、信頼感、温かさ、安心感、誠実さなどの印象を大事にしましょう。話をよく聴いてくれる感じ、言いたいことがちゃんと伝わる感じ、手応えがしっかり返ってくる感じがするかどうかが重要です。そうした印象を大切にしてカウンセラーを選ぶのです。

心理カウンセラーは、あなたの思いや気持ちを聴き、あなたが経験してきたことを理解しようとします。うつを緩和しうつから離脱するために、あなたが取り組むべき問いを投げかけます。そしてその問いに対してあなたが生産的に取り組めるよう、情緒的にサポートします。新しい考え方や行動の仕方を提案し、それを面接室の中や生活の中で、少しずつやってみるよう促します。

自分の感覚を大事にして、そのカウンセリングが合わないなと思ったら、カウンセラーと話し合いましょう。他の援助や他の療法、他のカウンセラーに切り替えるなど、いろいろな可能性を一緒に検討してくれるはずです。そうした作業を丁寧にできるカウンセラーこそが、いいカウンセラーです。

心理カウンセリングには効果があります。けれども、その効果は、面接室に通っていれば自動的に現れるのではなく、面接の間に、さまざまなことを感じ、考え、行動することを積み重ねてこそ現れてきます。

その効果はカウンセラーが与えるものではなく、クライエントが単独で生み出すものでもなく、両者がコミットする共同作業の中で姿を現すものです。そうした共同作業の相手となるカウンセラーを探すこと自体が、すでにもうそのプロセスの始まりなのです。

心理カウンセリングを受けてみようと決心するならば、それはあなたがうつから離脱するための重要な一歩となるものでしょう。

point

どの療法かよりも、どのカウンセラーにするかが重要。

チェック! ✓

○ △ ×

○ △ ×

重要なものの喪失に気づく

自分が何か重要なものを喪失していても、それに気づいていない人もしばしばです。そういう人はうつになるのですが、なぜうつになったのかまったく分からず、途方に暮れます。その場合、うつは脳の機能異常だという説明に安心を見出し、服薬して休養する受け身的な治療を受け続けることになりがちです。

たとえばある男性は、大学時代に演劇サークルで熱心に活動し、学業がおろそかになって留年するほどでした。一時は演劇の道に進みたいとも考えましたが、両親の強い反対にあい、いろいろ思案した後、諦めました。そして、就職活動を経て、ＩＴ系の企業に就職したのです。

就職後の彼の生活は順調に見えましたが、入社二年目頃から徐々に調子が悪くなり、うつ病と診断される状態になりました。けれども、彼には自分がなぜうつ病になったのか、まったく分かりませんでした。仕事も順調で、人間関係にもそ

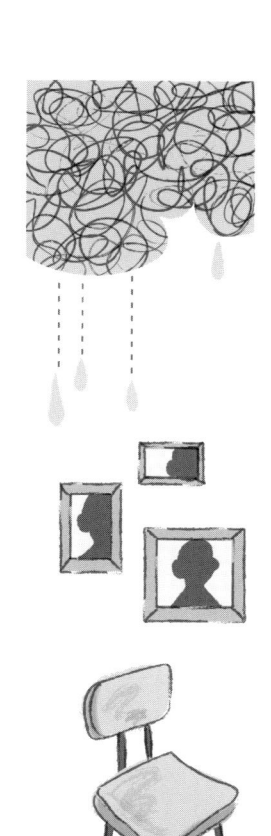

れほどのストレスはなく、彼女もいて、いろいろな意味で恵まれた状況だと思えるのでした。それなのにどうしてうつになるのか、わけが分かりませんでした。

カウンセリングの中で、彼はこれまでのことをふり返って話しました。大学時代は演劇に打ち込んでいたことも話しましたが、あっさりと話しただけでした。しかし、カウンセリングを始めて数カ月後、「今でも演劇を観に行ったりするのですか?」と尋ねたとき、彼は「いいえ、行きません」と少し強い口調で答えました。その口調が気になって、さらに演劇について尋ねてみました。

その中で、彼は演劇をやめてから、アマチュアとして楽しむことも、観客として楽しむこともしていないと分かりました。そんなことをしても少しも楽しめないばかりか、苦痛を感じるだけだと言うのです。そこから、彼が今なお演劇に強

い思いを抱いていることが感じられました。

こうしたやり取りを通して、彼自身、自分が今なお演劇に強いこだわりを持っていることに驚きました。同時に、自分の才能では演劇で食べていくことは無理だという二年前の判断は現実的でその判断に間違いはないと強く述べたのです。私は、彼の進路選択の判断に疑問を呈するつもりはまったくありません。ただ、その判断は身を切るような痛みを伴うものであっただろうと推測しました。そして、演劇に生きる未来の喪失を彼がどう体験したのだろうかということに思いを巡らせました。どうやら、彼は演劇をやめてから、演劇のことも、演劇を失ったことも、一切、考えないように努力してきたようなのです。喪失感は体験されることなく、心の辺境に押しやられていたのです。

彼にとって、うつからの回復の中心は、その喪失に向き合い、喪失の痛みを体験する心の仕事にありました。その心の仕事に取り組む中で、彼はまた、自分がいかに演劇に打ち込んできたか、どんなふうに情熱を注いできたか、演劇の何に惹かれたのか、といったことを語ることにもなりました。そのような話をしているとき、彼の声には力がこもり、目は輝き、表情も生き生きしてくるのでした。

たいていの人は、夢を追ってばかりで生きることはできません。芸術、スポーツ、芸能など、多くの人が憧れるけれども、才能と運を兼ね備えたごく一握りの努力家だけにしか就けない職業があります。現実を冷静に判断し、その道を諦めることは、勇気のある英断だと言えることが多いでしょう。しかしそのとき同時に、そこには大きな喪失があるはずです。その喪失を乗り越える心理的な仕事は、ときに大仕事になります。

失恋や失業など、誰の目から見てもはっきり分かる具体的な喪失は、本人にとっても、周囲にとっても、気づかれやすいものです。しかし、**このようなはっきりとした形のないものの喪失は、ときに気づかれないまま、心の片隅に押しやられてしまいます。原因がよく分からない抑うつ症状の背景には、こうした無自覚の喪失がかなりあるのではないかと私は推測しています。**

point

無自覚の喪失が、うつの原因のこともある。

チェック! ✓

○ △ ×

○ △ ×

column

書くことで心を整える

自分の考えや気持ちを、言葉にして書いてみましょう。多くの人が、心の中にあるものを書くことで、うつからの回復が助けられると報告しています。

書き方は人それぞれで、自分の役に立つように書けばいいのです。ただし、自己非難的な見方で書くと、書けば書くほど落ち込んでしまうので避けましょう。

書くことは表現…心の中の曖昧なものに形を与えて外に出すことが、いいのかもしれません。言葉にして初めて気づくこともあります。心の中の考えは、無視したり抑え込んだりすると困りものになりがちですが、関心を向けられると助けになることも。

書くことで考えが整理される…延々と同じことを考えていたり、考えるたびに違った答えが出てくる場合、書きながら考えることは役に立ちます。

書く作業には、通常、読む作業が伴います。つまり、書くことには、表現することと、ふり返って客観視することとがセットになっています。その意味で、書くことは自分との対話です。自分の書いたものを読んでみると、客観化され、少し冷静になれるでしょう。

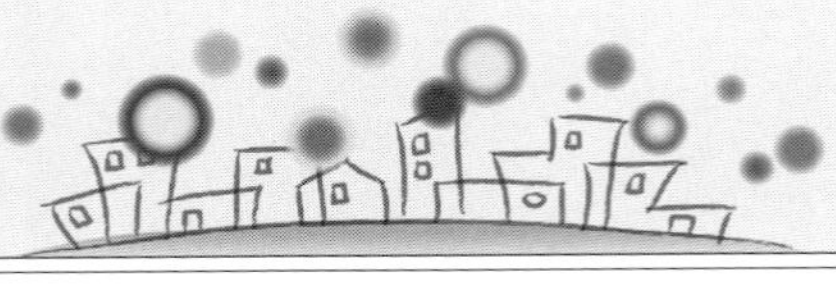

step 5

うつの和らげ方

うつ状態を、身体を固く屈め、歯をくいしばって耐えていませんか？

うつに圧倒された状態から脱し、うつを大きな心の空間にゆったり抱えられるよう、心を整えていきましょう。

マインドフルネス瞑想をする

中程度から軽度のうつには、マインドフルネスと呼ばれるメンタルなトレーニングが有効だとされています。マインドフルネスの公式的な基本トレーニングは、マインドフルネス瞑想と呼ばれる瞑想です。この瞑想は、現在、うつをはじめさまざまな心理的な問題の治療にさかんに取り入れられるようになり、心理学的なトレーニングとしてすっかり定着してきた感があります。欧米の研究者たちは、マインドフルネス瞑想を取り入れたさまざまな形態の認知行動療法を提唱しています。

欧米でかなりの人気を博しているマインドフルネス瞑想ですが、そのルーツはアジアです。マインドフルネス瞑想のルーツは、座禅にあるのです。座禅と言っても、固苦しく考えることはありません。誰でも実践できます。適切な姿勢をとり、あらゆるコントロールを手放した上で、「今ここ」のありのままの呼吸に注意を置き続ける。ただそれだけです。

言葉にすればとても単純ですが、実際にやってみると、そう簡単ではありません。この単純な教示を実行しようとすると、実に複雑なことが起こります。まず、注意がいつの間にか呼吸から逸(そ)れ、気がついたら、考え事や夢想にふけっている自分に気がつくのです。

こんなことをやっていて意味があるんだろうか、これをいつまでやるんだろう、自分は人よりも上手にやれているだろうか、他の人はどんなふうにやるんだろうか、自分にはこのトレーニングは向いていないのではないか、あれっ、呼吸ってどうしてたっけ、どのくらい吐けばいいんだろう、どのくらい吸えばいいんだろ

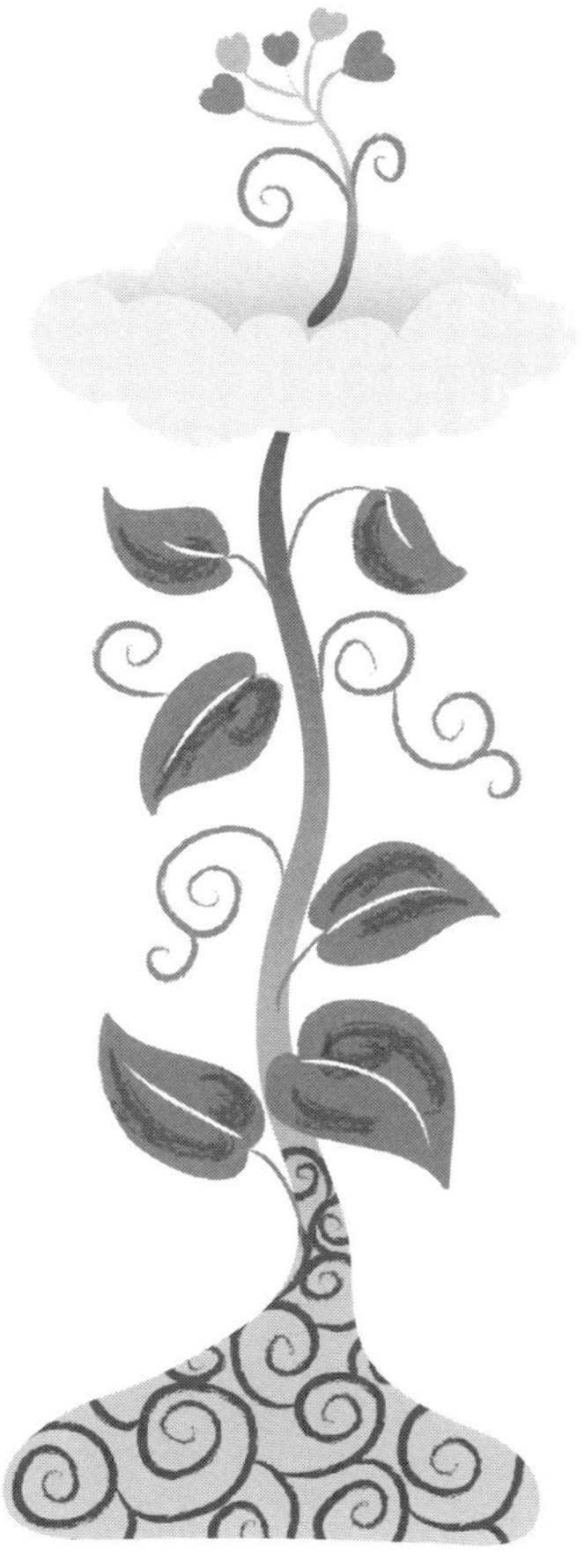

う……などなど。

ふと気がついたら、いつの間にか考え事をしていたり、夢想にふけっていたりする自分に気がつくかもしれません。安心してください。誰でもそうなのです。長年にわたって修行をしている立派なお坊さんでもそうです。人間の心はそういうふうにできています。そのように注意がさまようこと自体は、問題ではありません。問題は、さまよっていることに気がついたとき、どうするかです。

考え事をしていたり、夢想にふけっていたりしていることに気がついたら、その考えや夢想にそっと挨拶して、呼吸に注意を戻します。どれだけ長く考え事にふけっていたとしても、それはどうでもいいことです。そのことに気がついた、その「今」の瞬間から、もう一度新しく始めるのです。穏やかに優しくシンプルに呼吸に注意を戻します。一〇回逸れれば一〇回戻し、一〇〇回逸れれば一〇〇回戻し、一〇〇〇回逸れれば一〇〇〇回戻します。

心に湧いてくる考えについては、追い払おうと頑張らずに、そのまま放っておきます。その考えにふけり続けようとしがみつくこともしません。考えにふけっている状態から抜け出し、そのまま放っておきます。抑え込まず、追いかけず、浮かぶものは浮かぶままに、消えていくものは消えていくままに。一切のコントロールを手放します。

マインドフルネス瞑想は、気分がすっきりしたら成功で、気分が優れなかったら失敗だというものではありません。ただ今日の瞑想はそんなふうだったなということにありのままに気づいておけば、それでよいのです。**瞑想はただやるものであり、特定の効果（注意の集中やリラックスなど）を得るためにやるものではありません。**特定の効果を得るために瞑想するなら、それはもはやマインドフルネス瞑想ではありません。まったく別のものになってしまいます。

マインドフルネスは、なかなか一筋縄ではいかない複雑な概念ですが、少なくとも三つの構成要素が含まれています。80頁で説明した「今ここ」、次から説明する「アクセプタンス」「脱フュージョン」の三つです。

point

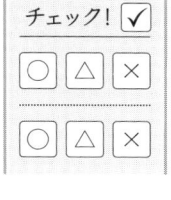

「今ここ」のありのままの呼吸に、注意を置き続ける。

チェック! ✓

○ △ ×

○ △ ×

マインドフルネス瞑想のやり方

●歯を噛みしめず、あごも適度にリラックスする。

●口角を少し上げ、口元にかすかな微笑みを。目の周りも緩める。

●1日5分でも、10分でもいいので、気長に続ける。時間を決めて、ただやるだけ。

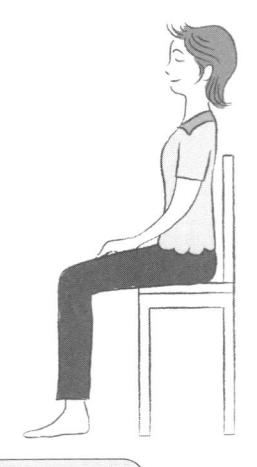

●頭のてっぺんに糸がついていて、天井から引っ張られているとイメージする。

●上虚下実（じょうきょかじつ）の姿勢…上半身は適度に力が抜けてリラックス、下半身はどっしり安定。

① よい姿勢で座る

椅子に楽に座り、背骨がしなやかなＳ字カーブを描くように背筋を立てる。足は膝が直角になる位置に、足裏が床につくように置く。目は閉じていても開いていてもよい。

② 自分の呼吸に意識を置く

まずは深く息を吐いて、自然に息を吸う深呼吸を2〜3回する。その後は自然に呼吸し、呼吸に注意を向け、呼吸に伴う体の感覚をただありのままに感じる。呼吸をコントロールするわけではなく、身体に呼吸を任せ、それをただ感じる。

③ 考え事や夢想が浮かんでも追わず、呼吸に戻る

考え事をしていたり、夢想にふけっている自分に気がついたら、その考えや夢想にそっと挨拶して、呼吸に注意を戻す。

マインドフルネス瞑想をするにあたって、
いくつか気をつけたいことがありますのでご紹介します。

呼吸が重要なのではない

呼吸は、「今ここ」に注意を向けるための一番身近で効果的な手がかりなのです。だから呼吸なのです。

呼吸を感じることを通して、「今ここ」に触れ続けます。それが重要です。

すべてをありのままに

呼吸を身体任せにするのと同じように、あらゆるコントロールを手放します。

夢想やイメージ、感情など、浮かんでくるものは浮かぶまま、消えていくものは消えていくままにします。

注意はさまようのが普通

瞑想中に、気づいたら考え事をしていたりするのは、誰でもそうなのです。

注意がさまようこと自体は問題ではありません。問題は、さまよっていることに気がついたとき、どうするかです。

瞑想中の頭の中

春の日に草原に寝そべり、青い空に浮かんだ白い雲を眺めていると想像してみます。

その雲を眺めているように、心の中に浮かぶ考えを、ありのままに浮かぶに任せ、流れて去っていくに任せます。

アクセプタンスと脱フュージョン

マインドフルネス瞑想は、ありのままを受容するトレーニングでもあります。ありのままの受容（アクセプタンス）とは、コントロールを手放すことです。しばしば人は、自分でも気づかないうちに、「今ここ」に与えられているありのままの現実を拒否し、何らかの点で違っている未来を得たいと駆り立てられています。これは望みの未来を手に入れようとする向上心として、有用なものではありますが、「今ここ」の現実をありのままに感じ受け容れる上では、妨げとして働くことも多いものです。マインドフルネス瞑想は、現状に変化を求めるこの思いを手放し、「今ここ」の現実をただありのままに感受してみる時間です。

これは、前に進むのを完全にやめて諦めてしまうことではありません。少し立ち止まって、今自分がいる場所の足下をしっかりと見つめることです。立ち止まることは、もっと着実に前進できるよう助けます。闇雲に遠くの目標だけを見て突き進めば、つまずいて転んだり、ぬかるみに足を取られたりしてしまうでしょう。着実に前に進むためには、しばし立ち止まって足下を見つめることが必要なのです。

誤解されがちですが、アクセプタンスは、ただ無力に諦めることとは違います。たとえば、バスを待つときを考えてみましょう。バスがまだ来ていないという現実をありのままに受け容れられない人は、イライラして何でまだ来ないんだと怒ったり、いつも運が悪いと嘆いたりします。これに対して、バスが来ていないという現実を受け容れている人は、ただ穏やかに待っているだけです。イライラする気持ちが出てきても、ああ心の中にイライラする気持ちが湧いてきたなと気づき、穏やかに眺めます。このとき、バスが来ないことを受け容れている人は、バスなんかもう来ないでいいと諦めているわけではありません。バスが来ないことを受け容れ、穏やかに待っているのです。

「脱フュージョン」という言葉は、おそらく大半の読者にとって、聞き慣れないものでしょう。これについては少し説明がいると思います。

たとえば、喫茶店で本を読んでいるとします。本の世界に没頭すると、周りの騒音は聞こえなくなり、周りの光景は見えなくなります。本の内容に合わせて、ドキドキしたり、ほっとしたり、嬉しくなったり、悲しくなったりします。本を読むとは、「今ここ」の現実の世界から離れて、本の世界に入り込むことです。このときのように言葉、考え、イメージなどの認知過程（脳内の情報処理過程）に入り込んでいる状態を、フュージョン（融合）した状態と言います。そこで、隣の席の人がコーヒーカップを落として割ったら、あなたは本の世界から離れて、「今ここ」の現実に戻ってくるでしょう。これが脱フュージョンです。

フュージョンは日常生活のふとしたときに生じています。もし明日の仕事のことを心配して、長時間にわたって同じことを繰り返し考えているなら、胸が締めつけられるように苦しくなったり、想像の中の同僚の理不尽な発言に怒りが湧いたりするかもしれません。このときあなたは、フュージョンの状態です。でも、もし明日の仕事のことを心配しながらも、「今ここ」の呼吸に穏やかな注意を向け、「ああ、自分の心に〝明日の仕事が心配だ〟という思いがあるなあ」と、その思いを外から眺めて置いておくとき、あなたは脱フュージョンしています。

あなたが自分はダメだ、自分には価値がない、どうしてこんなに苦しいのだろうなどと、延々とぐるぐる考えてしまうモードに入っているとき、気分がますます重くなり、表情が暗くなり、目つきが悪くなってくるかもしれません。このとき、あなたはフュージョンの状態にあります。でも、もしあなたが自分はダメだと考えながらも、「今ここ」の呼吸に穏やかな注意を向け、「ああ、自分の心に〝自分はダメだ〟という思いがあるなあ」と、その思いを外から眺めるようにして置いておくとき、あなたは脱フュージョンしています。

厄介な考えやイメージは、それ自体が問題なのではなく、それとフュージョンしてしまうことが問題なのです。 ネガティブな考えを努力してポジティブな考えに変える必要はありません。ネガティブな考えから脱フュージョンすることを目指しましょう。脱フュージョンは練習によって上達するひとつのスキルです。

point

ありのままを認め、嫌な思いを外から眺めるように置いておく。

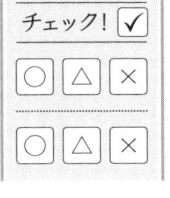

チェック! ☑

○ △ ×

○ △ ×

感情を間接的にコントロールする

「この姿勢は、正しい心の状態を得るための手段ではありません。このような姿勢を取ることそのものが正しい心の状態なのです」

これは、『禅マインド　ビギナーズ・マインド』（鈴木俊隆　著、松永太郎　訳、サンガ出版）の一節です。

マインドフルネス瞑想では、背筋を伸ばして上半身をしっかり立て、胸郭を広げ、肩の力を抜いた姿勢を作ります。また、口角を少し上げ、額や目の周りを緩め、奥歯を噛みしめないように、表情を作るよう推奨されることもあります。このように、姿勢や表情を整えることによって、感情を整えているのです。

人は、感情を直接的にコントロールすることができません。悲しみ、喜び、怒り、恐怖といった感情を直接的に意志の力で動かすことはできないのです。右手をあげるとか、首を傾げるといった動作と同じようにはいきません。感情のコントロールが上手な人も、直接的にコントロールしているわけではなく、間接的にそうしているのです。泣けと言われれば泣くことができる女優さんは、悲しかった思い出を思い出したり、悲しいお話の一場面を思い起こしたりすることを通して間接的に悲しみを呼び起こしているのです。このように、感情はしばしばイメージによって間接的にコントロールされます。

また、感情は呼吸によっても間接的にコントロールされます。深く息を吐くことで、副交感神経が活性化され、不安や怒りが鎮まります。強烈な感情も、深く息を吐いて穏やかに呼吸することで、抱えやすくなります。

また、感情は姿勢や表情によってもコントロールされます。さまざまな心理学者が、姿勢と感情の関係を指摘しています。ただ、姿勢と感情の関係は単純ではなく、残念ながらここで分かりやすい研究成果を紹介することができません。とはいえ、これまでの研究からすると、意図的に姿勢を調節することで感情状態をある程度変化させることができるものと考えられます。

まずは自分の姿勢に気づくことが大事です。あなたは今、どんな姿勢を取っているでしょうか？　今の姿勢に気づきを向けましょう。顔を伏せ、背中を丸め、両肩を内側に巻き込んではいませんか？　こうした姿勢では、胸郭が狭くなってしまい、呼吸が浅くなります。アイコンタクトが生じにくくなり、対人接触が弱まります。。力強い発声もできにくくなります。次に顔を上げ、しなやかに背中を伸ばし、胸を広げてみましょう。

そのような姿勢を取ってみるのはどんな感じがするか、じっくり感じてみましょう。胸郭が広がって呼吸が深くなっているのが感じられるでしょうか？　頭の重さが背骨に乗り、座骨に伝わって、座面によって支えられているのが感じられるでしょうか？　顔を上げることで視界が広がり、周りの世界との交流が開けるのが感じられるでしょうか？

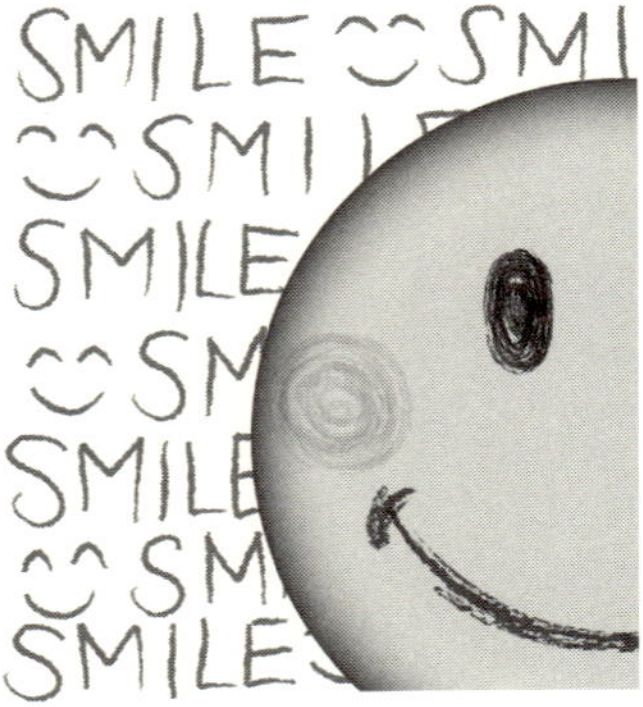

もしかすると、あなたは後者の姿勢をしんどく感じるかもしれません。**無理をすることはありませんが、姿勢に気づきを向け、ときには姿勢を意図的に変えてみることで感情状態にちょっとした変化をもたらせるかもしれません。**

ドイツの心理学者フリッツ・ストラックらは、表情には感情を左右する働きがあることを実験によって示しました。同じマンガを読んでも、口をとがらせて鉛筆を縦にくわえて読むのと、口を横に広げて鉛筆を横にくわえて読むのとでは、面白さの体験が違ってくるのです。口をとがらせて読むよりも、口を横に広げて読む方が、面白さが強く感じられます。笑顔に近い表情を作ることで、おかしい、面白い、楽しいといった感情が引き出されやすくなるのです。

一般には、楽しいから笑顔になるのだと考えられていますが、こうした実験結果は、その逆もあるということを示しています。つまり、笑顔を作ることによって、楽しい気分が喚起されるのです。表情をコントロールすることによって、ある程度、感情を間接的にコントロールできる可能性があるということです。

マインドフルネス瞑想では、しっかりと背中を伸ばし、胸を広げて、顔を上げた姿勢を取り、口角を少し上げて頬や額や目の周りを緩める表情を作ります。こういう姿勢や表情を取ることが、強い感情にも一方的に支配されてしまいにくい、しっかりした心の状態を作るために役立つからです。

point

笑顔を作ることで、楽しい気分が喚起される。

チェック！ ✓

○ △ ×

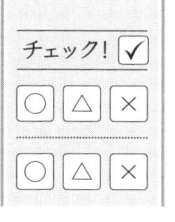

○ △ ×

孤独を避けることが重要課題

孤独は、さまざまな心理的・社会的問題を悪化させる重要な要因です。同じストレス状況にあっても、自分には信じられる仲間がいる、どんなときでも味方になってくれる友がいると信じている人は、症状を示しにくいものです。逆に、自分のつらさを分かってくれる人など誰もいないと感じている人は、ストレスの症状を強く示しがちです。

それはうつ症状に関しても言えます。うつは、孤独や疎外と手に手をとって進行していくように思えます。うつを抱えている人の話を聴いていると、分かってもらえない、理解されない、誰も助けてくれない、話を聴いてもらえない、といった訴えが多いです。**孤独を和らげることは、汎用性の高い治療の道筋なのです。**

うつを抱えている人は、自分の思いを誰か信用できる相手に話すことです。話を根気よく聴いてくれる人、気持ちを受けとめてくれる人を探しましょう。そういう人を見つけて、気持ちを話すのです。本当にしんどいときには、それもしたくないかもしれません。でも、あなたの心の中には、話したい、聴いてほしい、分かってほしいという気持ちもあるでしょう。その気持ちに形を与え、その気持ちが表に出ることを許してください。

憂うつなときには、身近なところで話を聴いてくれる人を見つけて、ときどきは気持ちを聴いてもらうことが役に立ちます。それが難しいときは、カウンセラーなどの専門家に、お金を払って聴いてもらうのもいいでしょう。どんな形であれ、とにかく身近に話ができる相手を見つけることが大切です。

うつを抱えている人は生真面目なことが多く、暗い話をすると相手が困ってしまうだろうとか、相手に負担をかけて申し訳ないという気遣いから話すことを控えることがとても多いです。つらい気持ちを聴いてもらうことを甘えているだけだとか、弱い人間のすることだとか、みっともないとか考え、自己嫌悪を感じてしまうので、話すことを控える人もいます。

いずれにせよ、そうした考えの結果、思いを人に話さないようになっていくことがどういう結果をもたらしているか、考えてみましょう。それがあなたのうつを維持する要因として作用していないか、検討してみてほしいのです。

うつ状態の人から、周りの人に理解がないと、ため息まじりの訴えを聴くことはよくあります。「うちの親は、うつなんてただの甘えだと思っている」「上司は根性で乗り切れと言う」「夫は逃げちゃダメだと言う」などです。まさにそういう人の影響下で、うつは発生し、悪化しがちです。

うつ状態の人は、そういう反応に出合って落ち込むこともあるでしょう。そういう場合には、あまり頑張らず、回避できる相手であれば、回避しましょう。分かってくれる人に出会うことが大切です。分かってくれない人を説得するのはかなりの重労働なので、当面、そういう人は避けておくのが得策です。

分かってくれる人、聴いてくれる人に話すことは、とても重要です。話しているうちに、こみあげてくる気持ちがあります。話しながら、そこで初めて気づくことがあります。相手の何気ない反応から、ほっと安心したり、微妙に捉え方が変わったりすることがあります。話すことは、放すことでもあり、心の中に抑え込まれている重苦しいものを解放することにもなります。話すことは、自分でも見ないようにしているものを明るみに出す作業となるかもしれません。

そうしているうちに、自分でも認めたくないことをはっきりと認めざるをえなくなるかもしれません。その意味では、話すことは勇気のいることでしょう。

相手が分かってくれないと感じ、腹が立つこともあるでしょう。その腹立ちでさえ、しっかりと落ち着いて話せば、深く分かってもらう契機となることが多いものです。腹立ちを、気持ち任せにぶちまけてはいけません。感情に乗っ取られた表現は、感情の表現ではあってもあなたの表現にはならないからです。相手を尊重し、その相手ならきっと分かってくれると信じて、自分を失わないようにしながら、腹立ちの内容をしっかりと落ち着いて伝えるのです。

簡単ではありませんが、決して才能に恵まれた天才だけに許される超人的な技というわけではありません。信じられる相手がいて、静かで穏やかな時間と空間さえあれば、きっとあなたにもできます。何度も深く息を吐いて、ゆっくり話しましょう。声が震えたって、涙が溢れたって、鼻水が垂れたって、そんなことは率直に誠実に気持ちを話すという大きな目的の前では、些細なことです。

point

分かってくれる人、聴いてくれる人に話す。

チェック!✓

○ △ ×

○ △ ×

したいことをする計画を立てる

うつを緩和するという目標は消極的すぎるので、生きる喜びを見つけるという目標を追求してみましょう。こう言うと、生きる喜びを見つけるのを重荷に感じて気が重くなってきたり、見つけられるか不安になる人もいるかもしれません。

そうした方には、そんな重荷を背負い込む必要はありませんと声を大にして伝えたいです。もっと安心して、気楽になってください。生きる喜びを見つけるというのは、頑張って取り組まないといけない責務ではないのです。というのも、それはすでにあなたの中にあるものだからです。

生きる喜びを見つけるには、頑張ることではなく、むしろ頑張るのをやめることの方が必要です。生きる喜びを感じることを遠ざけるような、つまらないことを無理してでもやろうとする努力をやめることです。

もちろん、嫌なことでも必要なことをするのは、生きていく上で大事なことです。けれども、何ごとにも程度というものがあります。嫌なことばかりをしていると、何のために生きているのか、分からなくなってきます。生きる喜びを見失うほどまで、嫌なことをしてはいけないのです。

嫌なことをすることを美徳とし、それが当たり前になっている人には、嫌なことをしている感覚そのものがはっきりしないことがあります。そういう人も、寝ている間には自分の体験に正直になっているので、苦しい夢ばかり見ることがあります。夢の中には、普段は気づいていない自分の体験がシャープに表現されます。夢は自分でも気づいていない自分の体験に、注目を促すサインなのです。

あるいは、好きなことをして楽しんでいる人を見ると、イライラしてくるかもしれません。自分が得たいと思いながら与えられていないものをやすやすと手に

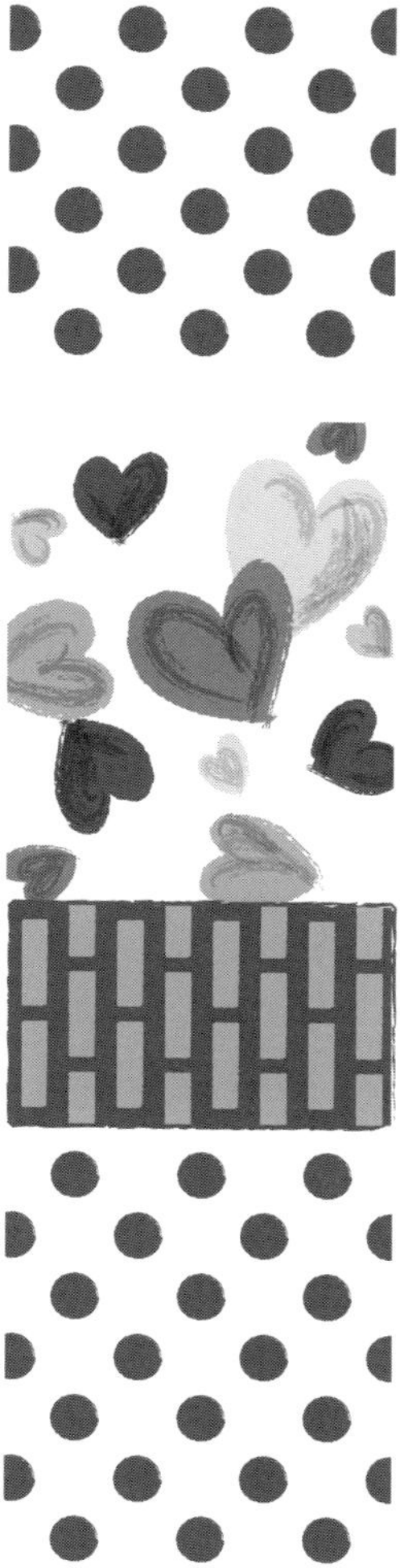

入れている人に対して、イライラするのは当然です。それは、自分も好きなことをして楽しみたい気持ちを抱いていると教えてくれているサインです。

何も嫌なことを今すぐ、全部やめてしまえと言っているわけではありません。嫌なことを我慢してする時間を少しだけ減らして、自分らしくある時間、楽しい時間、愉快な時間、快適な時間を持ってほしいというだけです。そういう時間を持ったとき、どんな感じがするかよく味わってみましょう。

いつかしてみたい、いつか行きたい、いつか食べたいなどと思いながら、長年していないことはないですか？　何も世界一周するとか、三ツ星レストランを借り切るとか、そういう大きなことではなく、ちょっとしたことでいいのです。

一日休みをとって、スーパー銭湯でゆっくりお風呂に入って、昼間からビールを飲んでごろごろしたいなあとか。友達に連絡を取って、食事しながら話がしたいなあとか。雑誌に載っていたおしゃれなカフェで、ゆっくり好きな本を読んでみたいなあとか。したいことであり、しようと思えばできることなのに、なぜしないのでしょうか？　いつになったらするのでしょうか？

したいことをする計画を立てましょう。それを面倒だとか、負担だとか感じる

としたら、何かがおかしいのです。それは、あなたのしたいことなのですよ！うつを抱えている人は、したいことをする計画を立てようという誘いに対して、抵抗を示すことが非常によくあります。楽しむこと、休むこと、楽になることを自分に許すことが苦手なのです。

したいことをする計画を立てるのを、面倒だとか、悪いことだと感じさせているものは何でしょう？　まるで部下が休暇を取りたいと申請したら舌打ちするブラックな上司のようじゃないですか。自分の中にブラックな上司がいて、自分を管理しているのだということに気づきましょう。このままそのような管理体制で人生を生き続けていいのか、真剣に考えてみましょう。

現実の職場におけるブラックな上司であれば労働基準監督署が撃退してくれます。しかし、あなたの中のブラックな上司からあなたを解放できるのは、あなたをおいて他にいません。あなたに目覚めてほしいのです。

point

自分の中のブラックな上司から、自分を解放する。

チェック！ ✓

○	△	×
○	△	×

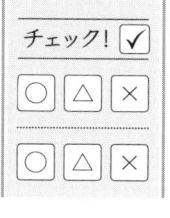

生活のリズムを整える

うつを抱えていると、どうしても睡眠のサイクルが乱れがちになります。寝付けなかったり、早朝に目が覚めたり、二度寝したり、昼間から寝たりすることで、睡眠と覚醒のサイクルがぐちゃぐちゃになってしまうのです。そうなると食事の時間も不規則になりますし、生活のリズムにもメリハリがなくなります。こうしたことが全体として精神状態にとってマイナスに働きます。

生活のリズムを整えることは、精神を整える上で意外に重要なことです。**精神は、生活から独立して存在しているのではありません。精神と生活は、分かちがたく結びついたひとつのプロセスなのです。**寝すぎるのも、あまりよくありません。本当にしんどいときには、ゆっくり眠ることが大事ですが、少し元気が出てきたら就寝と起床の時間があまり乱れないよう、整えていきましょう。

たいていの人にとって、就寝時間を守るよりも、起床時間を守る方が容易です。ですから、まずは自分で決めた起床時間を守り、少々眠くても、とりあえずは起きることを目指すのがお勧めです。

起床は意志の力でできますが就寝はそうはいかず、そこが悩ましいところです。睡眠導入剤などの薬にたよるのもいいですが、それだけでは不十分です。眠りたい、疲れたという感覚に身を委ね、身体に備わっている眠りのプログラムの働きを信じて待つことが必要です。誰の身体にも眠りのプログラムは標準装備されています。逆らおうとしなければ、プログラムは必ず作動し始めます。

眠りのプログラムはそれ自体の自律性を持っていて、自分でスイッチを入れられないのです。あなたにできるのは、受け容れ体勢を整え、信じて待つだけです。

入眠に困難を抱えている人の中には、眠りのプログラムの働きを信じて待つことができず、眠ろう眠ろうと努力をして、かえって眠りのプログラムの動きを妨害している人がいます。

一日が終わることに納得できず、まだ寝る前に何かをしなければならないという思いに取り憑かれている人も、入眠に困難を感じがちです。こういう人は、「今日も無為に終わってしまった」「もっとしなければならないことがあるのに」といった思いに駆られ、焦っているのです。その思いを手放しましょう。もう今日はこれでいいと認めましょう。穏やかに、一日が終わることを受け容れるのです。

毎日のように悪夢を見る人も、入眠が困難となることがあります。また恐い夢を見てうなされるのではないかと不安になるので、眠りを避けたくなるのです。悪夢は恐いものですが、夢に過ぎず醒めれば消えます。悪夢自体について思い悩むよりも、悪夢が伝えているメッセージは何なのかを考える方が大事です。悪夢も含めて夢は、目覚めて生活しているときには明確に体験されていないものの、あなたの中に生じている何らかの体験を反映していると考えられています。

悪夢を見たらよく覚えておいて、日中、はっきりと目覚めているときに思い返し、その意味するところを考えてみましょう。夢の続きをイメージし、うまく対処できた結末を描いてみましょう。そのように取り組んでいくと、徐々に怖さが薄れていくことが多いです。

睡眠が整えば、次は食事です。量はともかく、一日に三回食べることで、生活にメリハリが出て、リズムが付くことは確かです。食べることは副交感神経を活性化し、リラックスさせます。その後、少しでも何か活動するように心がけ、状態に合わせて、少しでも緊張を要する活動に取り組みましょう。こうして弛緩と緊張のサイクルを作り出し、頭と身体にリズミカルな刺激を与えるのです。

最近では、スマートフォンのアプリに、振動センサーやマイクを使って、睡眠の状況を記録してくれるものがあります。私はSleep Cycle（スリープサイクル）というアプリを使っていますが、おかげで毎日どれくらい眠っているかよく分かります。睡眠時間の変化が一日単位、週単位、月単位で把握できるのです。こうした記録は、生活をどのように整えていけばよいかを考えるための参考資料になります。

また、GPSのデータを利用して、一日の間、いつどこにいたかを記録してくれるアプリもあります。こうしたアプリを用いれば、自分の日常生活の状況や変化もよく分かります。さらには、活動量計（運動の強さを測定し、消費カロリーを計測）もあります。活動量計を身につけていれば、どのくらい身体を動かしたかが分かります。こうしたツールをうまく使えば、生活のリズムを整える助けになるでしょう。

point

精神と生活は、分かちがたく結びついたひとつのプロセス。

チェック！ ✓

○ △ ×

○ △ ×

手を抜く、任せる、甘えるスキルを磨く

うつを抱えている人には、手を抜くこと、任せること、甘えることが苦手な人が多いようです。どちらかと言うと、先のことを心配して、前々から一生懸命、一人で準備し、人にたよることなく自分でしようとします。すべてを自分でコントロールしていないと安心できない心理が強いのです。

順風で比較的余裕のあるときには、しっかり者だとか、自立的だとか言われて褒められる性質でもありますが、求められる課題の難易度が上がったり、量が増えてきたりしてストレスが高まると、破綻してしまいやすい性質だと言えるでしょう。

「他の人に任せられるところは任せて、上手に手を抜こう」「ここは甘えておこう」「うまくいかなかったら誰かに助けてもらえばいい」といった発想が乏しいのです。そういう考えを堕落的なものと感じて、積極的に排除し、自分に許さないところがあります。

うつを呈している人の中には、仕事を休んでゲームばかりしている、一日中何もせずごろごろしているというように、一見すると手を抜きまくり、甘えまくっているように見える人もいます。しかし、カウンセラーとしてそういう状態にある人と会っていると、その人にもかつて非常に生真面目に物事に取り組んでいた時期があったのだと分かることがしばしばあります。

手を抜けず、人に任せられず、甘えられない性質をあまりにも強く持っている人は、普通に社会参加していると、過剰な負担を背負い込んでしまうことになりがちです。そのためにひどく苦しむことを繰り返し、自分なりに何とかしようと苦闘するのですが、どう工夫しても、何度やってみてもそうなってしまう。そういう経験をしてきた人が、つらい目に遭わないためには、一切の社会参加を放棄するしかないと信じるようになるとしても理解できます。

現代の社会では、新自由主義と呼ばれる考え方の影響で、自由競争の美名の下、失敗の責任は「自己責任」として一〇〇パーセント個人のものとされがちです。同情や共感に基づく相互の助け合いよりは、情け容赦ない競争こそが人間の自然状態であるかのような錯覚が社会に広がっています。

そこでは、人間は生来的に社会的な生き物であり、人と人とは切っても切れない相互依存的関係にあること、誰も一人で独立して存在することなど現実にはできないのだという事実は周辺化されています。

こうした現代社会においては、手を抜くこと、任せること、甘えることを極端に恐がり、それを避けようとする心性が強まるのは、当然のことでしょう。うまくいかなくて「助けてー」と言ったら、周りから「何を甘えているんだ、自己責任だろう」と冷たく切り捨てられるのであれば、手を抜くことなどできません。すべてを自分でしっかりやらなくては、という気持ちになるのは当たり前です。

人はその時代の空気を吸って、知らず知らず

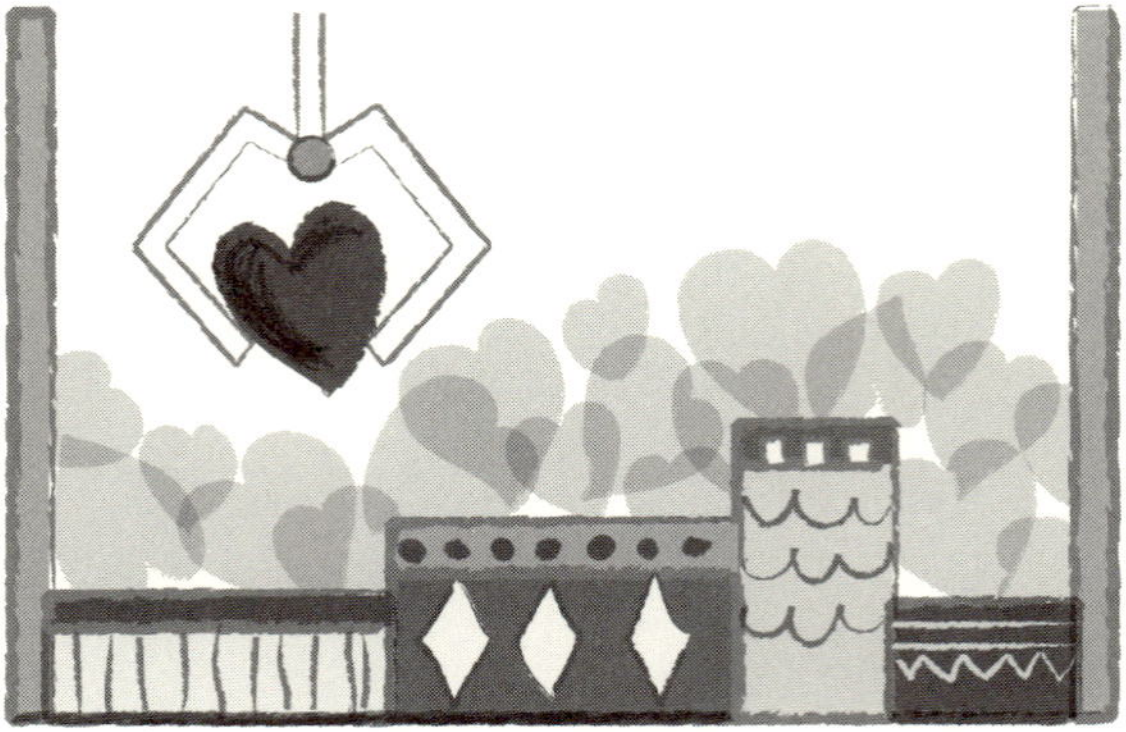

のうちに自分の中に取り入れます。でも、あらためて考えてみましょう。

あなたが社会から受け取ったそのような傾向は、そのまま無批判に自分の大事な一部にしてしまってもよいものなのでしょうか？　あなたはそんな社会が好きなのでしょうか？　社会にそうあってほしいと願っているのでしょうか？　あなたがうつに陥り、社会との接触を制限しているのは、あなたがそのような社会を望んでいないことの表現なのではないでしょうか？

もしもあなたが、安心して手を抜いたり、人に任せたり、甘えたりできる社会を求めているのなら、まずあなたからそうすることを始めましょう。あなたの振る舞いは、あなた個人だけにとどまる問題ではありません。

あなたが手を抜いたり、人に任せたり、甘えたりする冒険に乗り出し、周りの人たちと共に相互に依存し合うコミュニティを創ろうと取り組むとき、あなたは小さな社会変革を手がけているのです。

point

誰も一人で独立して存在することはできない。

チェック！ ✓

○ △ ×

○ △ ×

運動には抗うつ作用がある

多くの研究が、運動には抗うつ作用があることを示しています。ジョギングなどの有酸素運動にも筋トレなどの無酸素運動にも、抗うつ作用が認められています。その抗うつ効果は、抗うつ薬や心理療法とも変わらないほどなのです。

運動には、脳神経細胞の新生を促進する効果もあると分かっています。かつては脳細胞は他の体細胞とは違って、生後、数が増えることはなく、二〇歳を過ぎる頃から減り続けるというのが定説でした。けれども最近の脳神経科学の知見により、成人後も脳の海馬という部分では新しい脳細胞が作られていると分かってきました。この現象は、神経新生（ニューロジェネシス）と呼ばれ注目されています。海馬では一日に約七〇〇個の細胞が新しく作られているそうです。

以前から、海馬は学習や気分と深い関わりがある脳の部分であることが知られていました。最近の研究では、海馬における神経新生とうつとの間には重要な関係があることが示唆されています。そして、神経の新生を促進する最も重要な要因のひとつが運動なのです。

うつを抱えていると、活動が低下します。やる気が起きず、おっくうになります。簡単なことでも面倒に感じがちです。まして運動などは、ハードルが高く感じられてしまうでしょう。だからうつになると、運動量が減ります。その結果、うつが持続ないし悪化していくという悪循環に陥ります。この悪循環こそがうつであり、うつの本質だという説もあります。

うつを抱えている人にとって、うつを緩和していくために運動することはとても重要です。でもうつを抱えていると、運動をする気になどなれないものです。これもまた、うつの人を悩ませる重大なジレンマのひとつでしょう。無理せず、ほんの少しの運動を心がけることが大切です。ひどいうつ状態にある人に、いきなり毎日ジョギングしなさいなどと言うとしたら、それは無理な話です。だからといって、運動を増やしていくことを一切諦めるのもよくないのです。

運動が嫌いで、嫌いなことをするのは憂うつなので、好きになってからしたいと言う人もいます。こうした考え方は確かに理に適っている部分もありますが、これでは運動をする日は、おそらく永久に来ないでしょう。運動が嫌いなままで、少しずつでも取り組んでいくことが大切です。

人生において、嫌いなこと嫌なことでも、有益なことは山ほどあります。それを頑なに受け容れない人生を歩むなら、うつはむしろ維持されてしまいます。本当にしんどいときには、嫌なことは拒否することも大切です。でもじっくり休んで回復してきたら、徐々に、嫌でも有益なことに取り組むことが役に立ちます。続けていると、やがて楽しくなってくることもあります。どれだけ続けても、嫌なものもありますが、嫌さの程度はましになってくるものです。

適切な運動は、人それぞれです。一日の大半を寝て過ごしている人にとっては、椅子に座る時間を増やすだけで、運動量は増えています。それも立派な運動だと考えましょう。外へ出て、近所を五分ほどぶらぶら歩くのも運動です。

うつは病気ですから、決して無理をしてはいけません。もともと運動が嫌いだという人であれば、なおさらです。嫌なことを嫌々ながら歯を食いしばってすることはありません。それではよけいにストレスが高まってしまい、うつを悪化させてしまいかねません。けれどもなお、**受け容れられる程度の少しの負荷を身体にかけて、少しずつでも運動量を増やしていくよう心がけることが大事です。**

近所をウォーキングするのに、大してお金はかかりません。シューズとウェアさえあれば十分です。抗うつ薬や認知療法の数カ月分の費用で、数年はウォーキングやジョギングができます。対費用効果を考えても、運動はうつ治療の有力な選択肢なのです。抗うつ薬治療や認知療法などの治療を受けている場合でも、そうした治療をサポートし効果を高めるためにも、運動はやはり有用です。

回復してきたら、少しずつ運動の時間や強度を上げていきましょう。ウォーキングから軽いジョギングへと移行するといった具合です。スポーツジムに通うのもいいでしょう。ジムには多様なプログラムがあり、気楽に取り組める運動が見つかりやすいです。ヨガや太極拳などの瞑想的な要素を含んだ運動もあります。ボクシングや空手の動きを取り入れた格闘技系のエクササイズは、怒りの気持ちを表現するという情緒的な意味でも有効な場合があります。

ともかく、無理なく運動を生活に取り入れ、持続していくことが大切です。

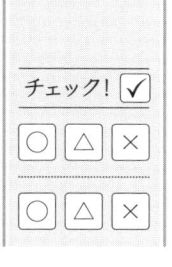

point

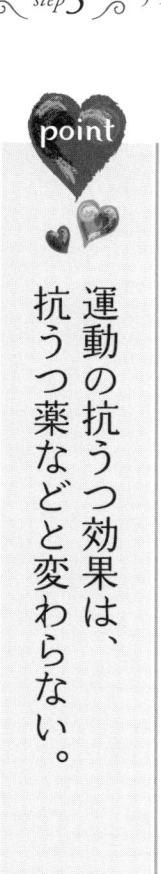

運動の抗うつ効果は、抗うつ薬などと変わらない。

チェック! ✓

○ △ ×

○ △ ×

薬だけにたよるうつ治療はない

うつ状態の人のカウンセリングでは、服薬について、さまざまな質問を受けます。私は医師ではないので、医学的な面からのお答えはできないので、心理カウンセラーの立場で話を聴き一緒に考えていきます。

極端なことを言うと、向精神薬による治療を否定する専門家もいます。私も現代の精神科医療は向精神薬にたよりすぎ、バランスを欠いていると感じている一人ですが、完全に否定するのは行きすぎだと思います。うまく薬を利用することで、早く楽になる人はたくさんいます。とりわけ睡眠はメンタルな問題に重要な要素なので、睡眠薬や睡眠導入剤をもらうことは、多くの場合、状況をよくします。

とはいえ、うつの薬物療法の現状には、疑問を感じるところはあります。うつの薬物療法は、うつを脳の機能異常とする見方に基づいていますが、うつを単に脳の病気とする見方は、単純すぎます。こうした見方は、脳内のホルモンバランスや神経伝達物質の過不足のみに注目した研究に基づいています。研究知見は正しいとしても、うつの文脈全体を見ていないため、説明に無理があると思えます。

うつ状態の人の脳を調べれば、特定のホルモンが多すぎたり少なすぎたりするのが観察されるでしょう。しかし、その狭い観察だけで問題の本質を見出したと考えるなら、それは早計にすぎます。観察範囲を、生活環境や体験に広げれば、脳の状態に影響を与えるさまざまな要因が見出せるはずです。仕事上の問題、家庭内の困難、不規則な生活、性格傾向など。うつは、個人の脳の内外の多種多様な要因のネットワークにあるものです。脳の状態は、ネットワークの中の一要因でしかないので、投薬だけで完結するうつの治療は考えにくいのです。


カウンセリング場面では、クライエントから投薬治療に対する抵抗感や疑問を聴くことがよくあります。たとえば投薬は、対症療法だと言う人もあります。うつは人生経験から必然的に生じるので、生活状況に対する捉え方や対処の仕方を修正せずに、ただ薬を飲んで緩和するのは、その場しのぎだと見なされるのです。

また、抗うつ薬のメカニズムに疑問を投げかける人もいます。脳は複雑な臓器で、以前よりは科学的に解明されてきたとはいえ、十分には解明されていません。抗うつ薬は、特定の神経伝達物質の作用に影響を及ぼしますが、うつのすべてがそれで説明されるわけではないので、投薬治療に疑問を感じるのです。

心理的な現象を薬で治療するのは、人間の尊厳を否定する行為だと訴える人もいます。人は感情を自己存在の中核、自分そのものと感じています。それゆえ感情を薬でコントロールするのは、自分の尊厳を傷つけることと感じるのです。

こうした抵抗感は、いずれも理に適ったものだと思います。ただし薬は完全ではないから、即、役に立たないと決めつけることはできません。またそれを言い出せば、心理カウンセリングをも含めて、どんな治療法も完全ではありません。


不完全な薬を、どう利用すれば助けになるかと考えるのがよいと思います。検討した上で、今は服薬せず他の対処法を取る方針が立ち、実際にうまくいくのであれば、それもよいでしょう。うまくいっているかどうかは自分では判断しにくいので、信頼できる周囲の人にも相談します。薬物療法と他の治療法や養生法を組み合わせて、試行錯誤してベストミックスを作り上げてください。

うつの治療において、薬は、最も症状がひどい時期を除けば、治療の主役ではなく、サポート資源のひとつにすぎません。薬を飲みながら、薬の作用に逆らうのではなく、薬の作用を助けるように協力してあげてください。睡眠薬を飲みながら、明かりをつけて仕事をする人がいますが、それではわざわざ薬の作用を邪魔しているようなものです。ひどいうつに苦しんでいる人から、抗うつ薬を飲んで何とか働きたいという訴えを聞くこともあります。けれども、休む方向で考えるべきところを、抗うつ薬を飲んで休まずに頑張るのは、薬の使い方として間違っています。抗うつ薬を飲んで頑張るという考え方がいかに滑稽なものか、そのことに気づきを持ちたいものです。

どんなに憂うつなときでも、気が楽になったり、何かに興味がかき立てられたり、楽しめたりする時間も少しはあるものです。その感じをじっくり味わいましょう。そうやってうつを遠ざけることは、抗うつ薬の働きを助けます。

「薬物」だけがたよりの治療というものはありません。**薬物療法といえども、常に薬物とあなたとの共同作業なのです。**あなたの協力なしには、**薬はポテンシャルを十分に発揮できないのです。**

point

薬物療法は、常に薬物と自分との共同作業。

チェック！ ✓

○ △ ×

○ △ ×

自分を思いやるセルフ・コンパッション

うつに陥っている人は、しばしば激しく自分を批判し、否定しています。これが行きすぎ、自分を否定しすぎると問題です。気分が悪くなり、自分のことが好きではなくなり、自信がなくなります。その上、どうせダメだ、恥をかくだけだなどと考えて、最初から諦めて困難な課題への取り組みを避けるようになります。その結果、よけいに自信が持てなくなっていくのです。

自分自身に思いやりを向け、自分という存在を慈しみ、大切に育む気持ちを持つことが必要です。たとえ実際にダメなことがあったとしても、それをありのままに認めた上で、優しいまなざしを向けて、どうすればその課題を克服できるかを前向きに考えるのです。そうして自分を優しく支援することが大切です。

こうした自分に対する態度を「セルフ・コンパッション」と呼びます。自分に対する思いやりや慈しみを意味します。つまりは、自分に優しくすること、自分に思いやりを持つこと、自分をいたわることです。研究によれば、こうした態度によって、ストレス・ホルモンが低下し、幸せホルモンが増加するそうです。体験レポートでも、多くの人がセルフ・コンパッションを心がけると、うつや不安が緩和され、前向きな気分になったと報告します。私自身もその一人です。

セルフ・コンパッションは、「自分はよい存在だ」という価値判断ではなく、無条件の尊重や非審判的な態度に基づくものです。どんな自分であっても、自分に優しくする関わり方です。これが高い人は、困難な課題を前にしても、現状をありのままに受け容れ目標に向かえるよう、自分を優しく応援します。

困難な課題に直面し、ただ厳しく「何でそんなこともできないんだ」などと責め立てたところで何にもなりません。そんなことをしても、自信をなくし、やる気をなくし、逃げ出したくなるだけです。ただ厳しく責めることは、セルフ・コンパッションで優しく励ますよりも、イージーな道であり自己破壊的な道です。

自己非難は勝手に繁殖しますが、セルフ・コンパッションは根気よく育てないと、自然には生じません。意図して自分に優しくし、維持する努力が必要です。

ある女子学生は、しっかり者でいつもニコニコと周りのために頑張っていました。けれども、家に帰ると自分を傷つけることがあったのです。自分を大事にせず、湿疹ができても病院にも行かず放置していました。カウンセリングを受ける中で彼女は自分のあり方をふり返り、湿疹の治療を受けることにしました。

病院で彼女は薬を処方され、塗り方を教わりました。医師は「薬は薬指で塗るのよ。薬指は一番力が弱いから優しく塗れるの」と、そっと薬を塗ってくれたそうです。それから彼女は、毎日、薬指で優しく薬を塗り続けました。それは彼女にとって、今までしてこなかった新鮮な行為でした。この作業は湿疹を治す治療であると同時に、セルフ・コンパッションを育てる心の仕事でもあったのです。

あるとき、電車でお年寄りに席を譲ったと、親切行為のエピソードを語ってくれた人がいました。そこで私が「優しいね」と褒めると、「私は優しくなんてない。世間体がいいからしているだけです」という反論が返ってきました。自己批判が強く他人にたよらない人は、思いやりがあるように見えるよう振る舞っているものです。その行為は、社会規範に従うべきという義務感に駆り立てられたものです。親切にしないと自己批判が出てくるので、親切にしているのです。「私は優しくない」と言う人は、それを痛いほど自覚しているのです。

そんな人は、ぜひ自分に思いやりの気持ちを向けてください。そうすると、「人に親切にしたくない！」というわがままな自分が見つかるかもしれません。そのとき「なんてわがままなんだ！」という自己批判の声が出てくるでしょう。でもその声には脇へ退いてもらい、わがままな自分に温かいまなざしを向け、その自分と優しく対話しましょう。それは、わがままな自分を理解し、その上でどうありたいか、その方向に歩むには何をすればいいかを考えていくための対話です。

近年、「コンパッション・フォーカスト・セラピー」という心理療法が登場しました。このセラピーでは新しい技能を学ぶわけではありません。音楽や運動など、新しい技能を学ぶときには、外からの情報を受け取って学ばねばなりませんが、セルフ・コンパッションにはその必要はありません。その小さな種はすでにあなたの中にあります。そこに気づきを向けて感じることが大切です。気づきを向けられて初めて、それは成長し始めます。

point

どんな自分でも、自分に優しく関わる。

チェック！ ✓

○ △ ×

○ △ ×

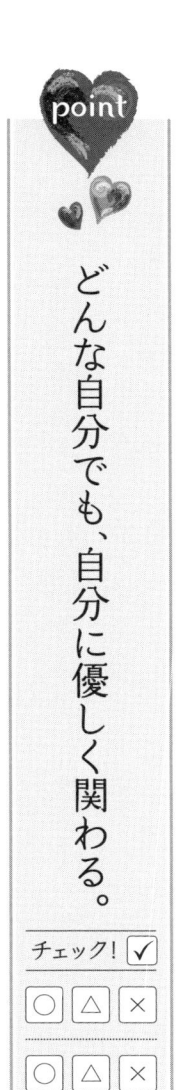

自殺願望に取り憑かれないようにする

うつ症状のひとつに、「死にたい」という気持ちがあります。「死にたい」という気持ちは、往々にして「この先、何もいいことなどない」「生きていてもしょうがない」「皆に迷惑をかけている」「自分には何の価値もない」といった気持ちとひと続きになっています。

比較的マイルドな場合、「死にたい」と言ってはいても、具体的・現実的に自殺を考えているわけではないこともよくあります。しかしそういう場合でも、だからと言って「死にたい」気持ちが嘘であるとか、大げさであるとかいうわけでは決してありません。

たとえ「旅行したい」という気持ちを抱いていても、具体的に旅行の計画を立てたり、費用を準備したりしない人はいくらでもいます。そういう人も旅行したい気持ちが嘘だというわけではないでしょう。それと同じなのです。

死にたい気持ちを抱きながら、具体的に自殺の計画を立てないでいる人は、なるべくその方向に考えを持っていかないように努力しているのです。その努力をそっと認め、大切に扱いたいものです。

その一方で、「死にたい」と言ったり、自分を傷つけたりする人たちすべてが、常に本気で死のうと試みているというわけではないというのも事実です。必ずし

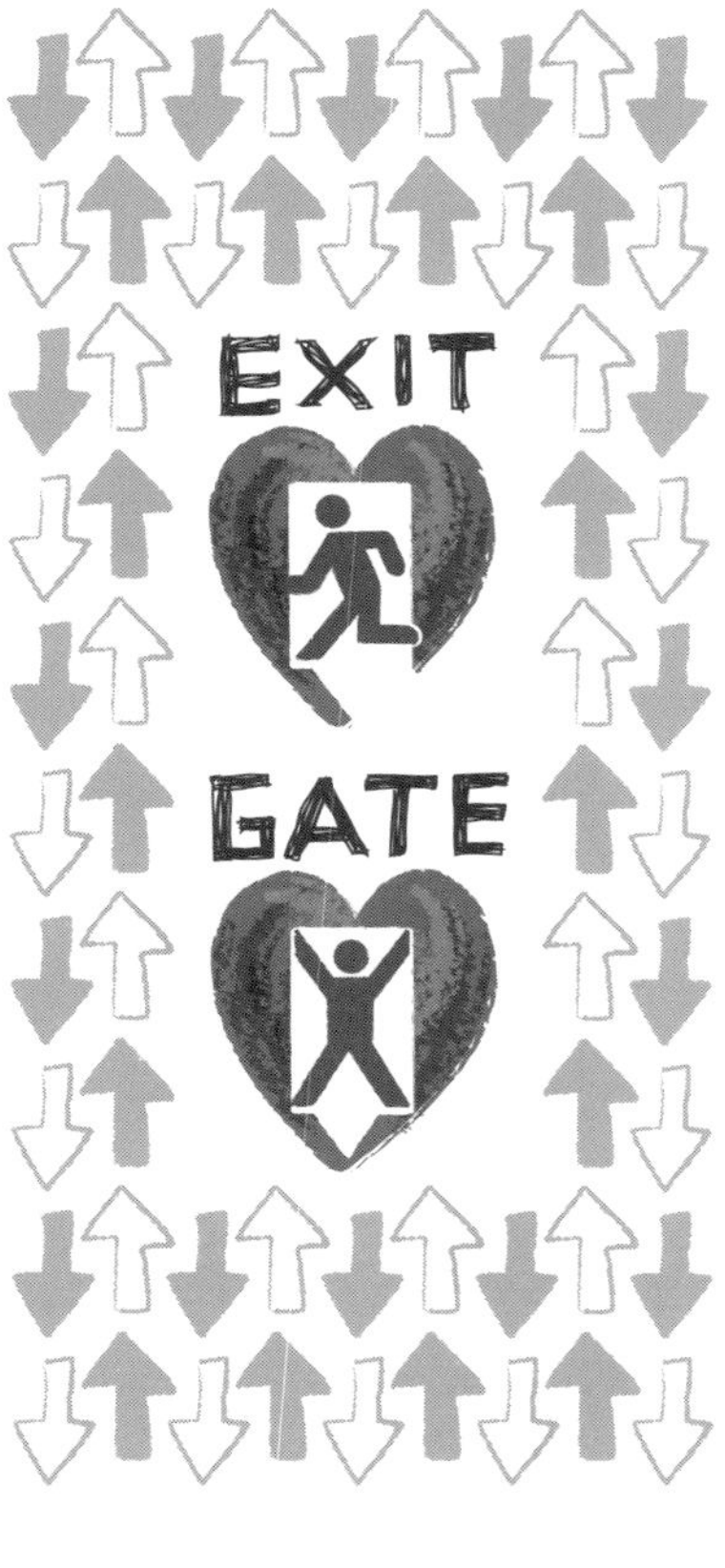

も自殺を意図しない自傷というものも確かにあり、これはしばしば「非自殺性自傷」と呼ばれます。非自殺性自傷には、リストカットする、頭を壁に打ち付ける、髪の毛を抜くといった行為が挙げられます。これらの行為は、死ぬことを目的としているというより、そのとき感じている苦しさを消し去り、楽になることを目的としたものです。

とはいえ、非自殺性自傷と自殺の境界線は曖昧であり、しばしば重なり合っています。非自殺性自傷をする人が、自殺のハイリスクグループであることは間違いありません。

もっと深刻に「死にたい」気持ちを抱いている人の場合でも、一〇〇パーセント「死にたい」わけではないでしょう。常に葛藤があり、揺らぎがあるはずです。「死にたい」気持ちと「生きたい」気持ちがせめぎ合い、しのぎを削っているのです。「生きたい」気持ちがない人なんていません。だからこそ、つらいのですし、うつにもなるのです。

さらに追い詰められていくと、「もう死ぬしかない」という気持ちになってしまうことさえあります。ただし、そこまで強い気持ちは、通常そう長くは続きません。その時間を何とか通り過ぎることができれば、現実の状況には何の変化もなくても、「別に、死ぬしかないというわけでもないな」と思えるようになるものです。

人は、思い詰めると、視野が狭くなり、閉ざされた発想の中でしか考えられなくなります。そのような状態に陥ってしまったと気づいたなら、つらく重苦しい気持ちを抱えながらも、その思いに完全に取り憑かれてしまわないよう、穏やかに呼吸し、その呼吸を感じるようにしてみましょう。

そうしながら、自分の心の全体を感じてみましょう。**心に映っている視界が極端に狭くなっていることに気づくかもしれません。そうして、その狭窄した視野そのものを眺めてみると、その外にあるものがぼんやりと感じられるようになるかもしれません。**

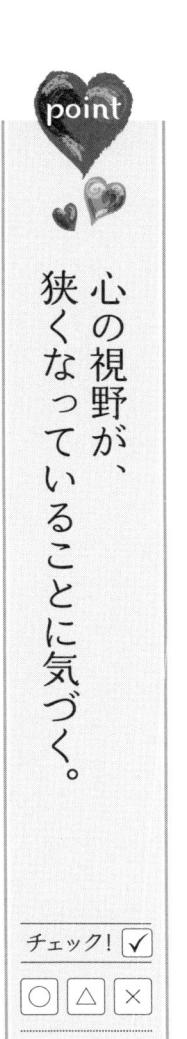

point

心の視野が、狭くなっていることに気づく。

チェック！ ✓

○ △ ×

○ △ ×

おわりに

冒頭に書かれているように本書の背景には、私自身のうつ体験があります。私自身が自らのうつとつきあい、うつの中にあってうつを乗り越えようとして書いた文章が、本書の出発点でした。正直なところ、私は、本書を執筆することを通して、自らのうつを見つめていたのです。本書を執筆する中で、私は私自身に呼びかけ、慈しみ、サポートし、励ましていたのです。本書のもととなる文章を書いている時間は、つらいうつの中にあっても、最も心が落ち着く時間でした。本書は、私の自己治療の取り組みがもたらした副産物だとも言えます。

私とうつとのつきあいも長くなりました。長くつきあうにつれ、うつはただ単に取り除かれるべき悪しき症状ではなく、その中には私にとって大切な思いが含み込まれているという実感が強まっています。その実感は、うつとつきあい、うつを乗り越えていく物語は、決して単純な勧善懲悪ものにはならないと教えてくれます。

このように、本書は私自身のうつ体験に彩られたものです。では、あなたのうつ体験はどのようなものでしょうか？　あなたはうつをどのように見ているでしょうか？　本書を読むことで、そうしたうつ体験や、うつの見方に少しでも何か変化がありましたでしょうか？

あなたのうつも私のうつも、それがうつと呼ばれる以上、何か共通するものがあるはずです。けれども、うつを抱えているあなたと、うつを抱えている私とは、異なった遺伝子を持ち、異なった環境を生きてきた、異なった人間です。ですから、いくら同じうつだと言っても、あなたのうつとわたしのうつの間には、当然、異なったところもあります。それゆえ、本書には、あなたのうつにはよく当てはまらないところもあるでしょう。もし本書の中にそういう部分を見つけたら、「ここは違うな」と思って読み流してください。どうぞあなた自身の体験を大事にしてください。その上で、本書を参考にしていただければ幸いです。

あなた自身のうつの物語が、少しずつでも、より穏やかで温かいものに変わっていくことを願っています。そして、うつを見つめることを通して、あなたがあなた自身の人生にとって本質的に大事な思いにあらためて出会えるよう願っています。うつに導かれて、より力強くしなやかな生き方に至ることを願っています。

本書を刊行するに当たっては、創元社の渡辺明美さん、そしてフリーの編集者の林聡子さんに大変お世話になりました。お二人のお力添えに感謝申し上げます。

杉原保史

❈ 著者紹介 ❈

杉原保史

（すぎはらやすし）

京都大学学生総合支援センターセンター長　教授

教育学博士（京都大学）／公認心理師・臨床心理士

1961年、兵庫県神戸市生まれ。京都大学教育学部、京都大学大学院教育学研究科で臨床心理学を学ぶ。専門は、個人心理療法、心理療法への統合的アプローチ、青年期の心理療法、学生相談、SNSを用いた心理支援。大谷大学文学部専任講師、京都大学保健管理センター講師、京都大学カウンセリングセンター講師を経て現職。
著書に『プロカウンセラーの共感の技術』『技芸としてのカウンセリング入門』（創元社）、『統合的アプローチによる心理援助』（金剛出版）などがある。共著に『SNSカウンセリング入門』（北大路書房）、共編著に『心理学的支援法』（北大路書房）、訳書に『心理療法家の言葉の技術 第二版』（ポール・ワクテル著、金剛出版）などがある。

プロカウンセラーの

薬（くすり）だけにたよらず うつを乗（の）り越（こ）える方法（ほうほう）

2019年12月10日　第1版第1刷発行

著　者　杉原保史
発行者　矢部敬一
発行所　株式会社　創元社
本　社　〒541-0047　大阪市中央区淡路町 4-3-6
TEL.06-6231-9010（代）　FAX.06-6233-3111
東京支店　〒101-0051　東京都千代田区神田神保町1-2　田辺ビル
TEL.03-6811-0662（代）
https://www.sogensha.co.jp/

印刷・製本　株式会社　太洋社

ISBN978-4-422-11728-7 C0011

プロカウンセラーの共感の技術

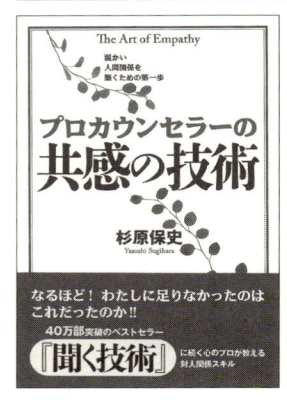

杉原保史 著
四六判　並製　216頁
1400円＋税
ISBN:978-4-422-11580-1

相手の気持ちに寄り添った温かい人間関係を築くためには、相手への深い共感が欠かせない。人の話を聴くプロのカウンセラーは、どのようにして相手への共感を自分の中に生み出すのだろうか？本書は、共感とは何かをわかりやすく説くだけではなく、愚痴の聴き方からネガティヴな感情との関わり方、対立する相手への共感、言葉を使わない共感の伝え方など、プロカウンセラーならではの技の数々を紹介する。ベストセラー『聞く技術』に続く、豊かな人間関係を築くための一冊。

マンガで読み解く
プロカウンセラーの共感の技術

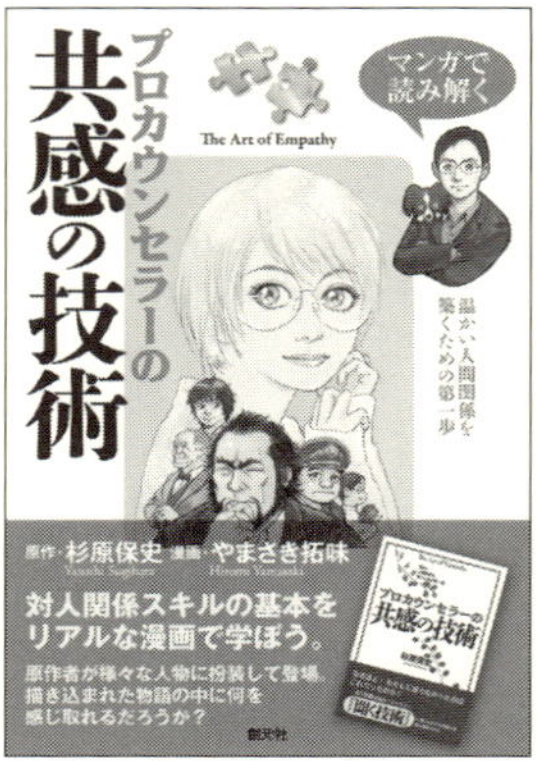

杉原保史 原作／やまさき拓味 漫画
四六判　並製　192頁
1200円＋税
ISBN:978-4-422-11667-9

プロカウンセラーシリーズ『共感の技術』のマンガ版。脚本・マンガは「優駿の門」シリーズで多くのファンをもつやまさき拓味先生。

原作者・杉原先生が、あるときはバーのマスター、あるときはビルの守衛さん、またあるときは動物病院の院長先生に、そしてまたあるときは浅い共感と深い共感との違いを夫に説く優しい妻にと、さまざまに変装して登場し、生きづらさを抱えて悩む人たちに寄り添い、アドヴァイスする。